AF469558

LA CUISINE

DE SANTÉ.

PARIS — IMPRIMERIE ET FONDERIE DE FAIN,
RUE RACINE N. 4, PLACE DE L'ODÉON.

LA

CUISINE DE SANTÉ

PRÉSERVATIVE

DES MALADIES.

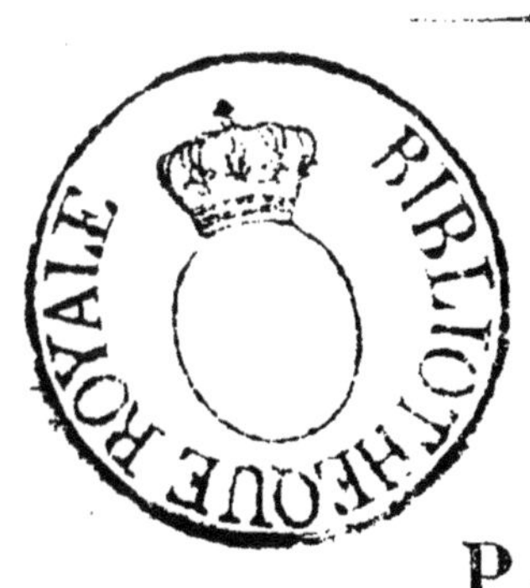

PARIS.

AUDOT fils, LIBRAIRE ÉDITEUR,

RUE DU PAON, 8, ÉCOLE DE MÉDECINE.

1832.

Ce livre, dira-t-on, est bien mince : il est facile d'en donner la raison ; on a supprimé de la cuisine ordinaire tous les mets échauffans, ceux où entrent des assaisonnemens irritans, tels que le poivre et autres épices, etc., les mets de difficile digestion ; ainsi, on n'y trouve pas de *cochon*, de *poissons*, dont la chaire soit lourde : la *pâtisserie* se trouve réduite aux *biscuits*, et cependant il se trouve encore plus de 3oo recettes ; n'est-ce pas assez pour varier les mets et satisfaire suffisamment le goût de toute personne sage ?

La cuisine enseignée dans cet ouvrage peut servir aux convalescens, ou à toutes autres personnes astreintes à suivre un régime doux : c'est celle qui doit être suivie dans les pays malsains et dans les temps d'épidémie.

Il y a cependant encore un choix à faire dans quelques mets : on pourrait bannir, par exemple, le *chou*, l'*ognon*, etc. ; mais on a eu soin d'indiquer à chacun leurs qualités plus ou moins bonnes, la quantité dont on peut faire usage, les moyens d'éviter les inconvéniens qui en résulteraient, et les précautions à prendre pour la cuisson.

Si on ne trouve pas dans cette *Cuisine de santé* certains mets que l'on pourrait y chercher et que l'on serait étonné de ne pas y trouver, on devra en déduire qu'ils ont été supprimés comme peu sains. Ainsi, par exemple, on pourrait croire que les *cervelles* doivent former un mets léger à l'estomac, et ce serait une erreur : cet aliment, fade et insipide, n'excite l'action de l'estomac qu'au moyen d'assaisonnemens irritans, et ne peut convenir aux personnes faibles ou à celles qui ne veulent pas charger ou irriter leur estomac. Les *rognons* sont lourds et excitans, les *foies* difficiles à digérer, surtout le foie gras. Les *pieds*, *têtes*, *oreilles*, *jarets*, *palais*, etc., de *cochon*, de *mouton*, de *bœuf*, de *veau*, nourrissent peu et sont d'une difficile digestion.

Le *chevreau* et l'*agneau* sont plus nourrissans, leur chair, délicate, est très-rafraîchissante ; mais il n'en faut prendre que peu à la fois, parce que ces alimens ne fournissent aucun principe capable d'exciter les principes digestifs, et produisent, quand ils restent dans l'estomac, des indigestions violentes. Tout le *gibier* en général est échauffant. Les *poulardes* et *chapons* sont d'une digestion très-difficile.

Parmi les poissons et coquillages nous avons supprimé le *saumon*, l'*esturgeon*, le *thon*, la *raie*, la *morue*, le *maquereau*, la *vive*, le *rouget*, l'*anchois*, la *sardine*, la *moule*, la *tanche*, la *brème*, la grosse *truite*, le *barbillon*, l'*anguille*, la *lamproie*, et même l'*écrevisse*, parce que tous ces mets sont plus ou moins indigestes ou exigent des assaisonnemens excitans. Nous n'avons pas non plus mentionné les poissons au vin, car ce genre de cuisson fournit des mets âcres et échauffans.

Les salades ont les qualités des huiles avec lesquelles on les fait, et, mangées crues, elles ne sont pas aussi faciles à digérer ; la plupart sont douces et rafraîchissantes : il en est d'échauffantes ou excitantes telles que le céleri, le cresson, le cerfeuil, l'estragon, les capucines, la pimprenelle, la ciboule. L'huile est douce et le vinaigre rafraîchit; mais le poivre et la moutarde sont si échauffans et irritans, que nous les avons partout supprimés.

Les roux se font avec de la farine roussie dans le beurre; la graisse ou l'huile ne peuvent être supportées que par les estomacs très-robustes. C'est une des préparations les plus excitantes, les plus capables d'irriter, de déranger la digestion, de causer des aigreurs et des douleurs d'estomac.

On ne doit faire usage de l'ognon que cuit et seulement comme assaisonnement, car c'est un aliment très-excitant.

Les truffes sont très-échauffantes et très-indigestes, et les *champignons* participent des mêmes mauvaises qualités, outre qu'ils sont souvent un poison très-actif.

Le macaroni au fromage est très-lourd et très-irritant; cependant, étant extrémement cuit et employé sans fromage, il équivaut au vermicelle.

LA CUISINE

DE SANTÉ.

~~~~~~

TERMES DE CUISINE.

Bain-marie : Se dit des viandes ou autres substances qu'on fait cuire dans un vase plongé dans l'eau bouillante, pour qu'elles n'éprouvent pas l'action immédiate du feu, qui les ferait brûler ou cuire trop vite.

Blanchir : C'est mettre de la viande, des légumes ou des fruits à l'eau bouillante, pour leur faire faire quelques bouillons. On les retire ensuite, et on les met à l'eau fraîche.

Bouquet : Se dit du persil et de la ciboule qu'on lie en paquet, et qu'on met dans les ragoûts pour en relever la saveur. On appelle *bouquet garni* celui où l'on joint au persil et à la ciboule, du thym, du basilic et du laurier.

<div align="center">I</div>
~~~~~~

Caramel : Il se fait avec gros comme une noix de sucre que l'on fait brunir dans le fond d'une casserole ; vous y versez un verre de bouillon peu à peu et en tournant. Il sert, en l'employant avec la barbe d'une plume, à colorer des viandes, telles que le dessus des fricandeaux, et à donner de la couleur aux sauces. En employant de l'eau au lieu de bouillon, il peut colorer des compotes et autres entremets.

Dégorger : On fait dégorger les viandes pour les débarrasser du sang qu'elles contiennent, et rendre la chair plus blanche. Ce moyen consiste à les mettre tremper une demi-heure ou une heure dans l'eau froide.

Émincer : C'est faire des tranches minces des viandes.

Étouffer · C'est faire cuire dans un vaisseau bien clos, pour empêcher l'évaporation.

Flamber : C'est faire passer de la volaille ou du gibier à plumes sur un feu clair ou sur la flamme, pour en brûler le duvet, après qu'ils ont été plumés.

Foncer : C'est mettre dans le fond d'une casserole du jambon ou veau en tranches, ou des bardes de lard, etc.

Frémir : Pour exprimer qu'il faut faire cuire sans bouillir.

Glacer : C'est étendre sur des viandes ou volailles piquées, toutes chaudes et prêtes à servir, les sauces ou coulis réduits à une consistance assez épaisse et que l'on nomme *glace*; on l'emploie au moyen d'une plume ou d'un pinceau. En office, c'est faire une croûte de sucre luisant sur les fruits ou la pâtisserie.

Mijoter : Cuire lentement et à petit feu.

Mitonner : Faire tremper long-temps la soupe.

Mouiller : Mettre de l'eau, du bouillon, ou autre liquide pendant la cuisson.

Paner : C'est saupoudrer de mie de pain bien fine les viandes, ou autre chose qu'on fait cuire sur le gril ou au four.

Parer : On dit *parer les viandes*; c'est en ôter les peaux et les graisses superflues.

Piquer : C'est garnir de filets de menu lard, les volailles, gibier, etc.

Refaire : Se dit de la volaille ou gibier qu'on met dans une casserole sur le feu, en les retournant jusqu'à ce que la chair renfle.

Revenir : *Faire revenir*, c'est passer dans la casserole avec du beurre, les viandes, volailles ou gibier que l'on veut assaisonner.

Sauter : On appelle en cuisine ragoût sauté, celui qu'on lie dans la casserole, en le faisant sauter par le mouvement du bras.

Tourner : On tourne les racines pour les arrondir ; on dit tourner les culs d'artichauts, c'est-à-dire qu'après avoir ôté les feuilles on ôte légèrement, avec la pointe du couteau, le vert qui peut y rester.

Trousser une volaille : Raprocher du corps et ficeler les ailes et les cuisses, afin de l'arrondir en la mettant à la broche.

Zeste : Pellicule mince de l'écorce du citron ; c'est la partie jaune et odorante.

POTAGES

Pot-au-feu.

La viande de bœuf, qu'il faut toujours, autant que l'on peut, choisir la plus saine et la plus fraîche tuée, fait le meilleur bouillon. Le veau n'est bon dans le pot-au-feu qu'en cas de maladie, attendu qu'il blanchit, affadit et atténue le bouillon. Mettez la viande dans l'eau encore froide, et faites bon feu; salez; écumez. Quand la viande est bien écumée, on met carottes, navets, poireaux, un ognon brûlé pour donner de la couleur; on fait bouillir doucement jusqu'à ce que la viande soit cuite; et on a un potage excellent et bien sain.

Après la quantité et la qualité de la viande, ce qui contribue le plus à faire du bon bouillon, c'est d'avoir attention qu'il bouille à petit feu, sans discontinuer un seul moment. Il faut 6 heures pour faire un bon pot-au-feu. La proportion est de 3 livres de viande pour 4 pintes d'eau. Quand le pot-au-feu est fait, versez-en le bouillon tout bouillant sur le pain en le passant au tamis.

Les vieilles perdrix et toutes sortes de volailles de basse-cour sont aussi très-propres à faire du bon bouillon.

Consommé.

Dans 2 pintes d'eau , mettez 2 livres de tranche maigre de bœuf, une vieille volaille, 2 grosses carottes, 2 ognons, 2 poireaux, un bouquet garni; faites cuire pendant 8 heures à petit feu et réduire au tiers; ôtezen toute la graisse.

Bouillon fait en une heure.

Coupez en petits morceaux une livre de bœuf ou de veau. Mettez dans une casserole avec carotte, ognon, un demi-verre d'eau; laissez le tout mijoter et suer un quart d'heure, jusqu'à ce qu'il commence à s'attacher à la casserole; versez alors une chopine d'eau bouillante, mettez un peu de sel, faites bouillir trois quarts d'heure et passez au tamis.

Croûte au pot.

Prenez des croûtes de pain bien cuit, ou faites griller des tranches de pain ; mettez-les au-fond d'une casserole avec un peu de bouillon sur un feu doux, laissez tarir et gratiner ; détachez-les de la casserole avec du bouillon, dressez dans la soupière ; versez le bouillon et servez.

Riz au gras.

Le riz contient la fécule la plus pure et en plus grande quantité que les autres grains. Cuit dans un liquide et bien crevé, il est léger et nourrissant, autrement il est de difficile digestion.

Pour 6 personnes, prenez 4 cuillerées combles de riz lavé à l'eau tiède que vous mettez crever dans 2 verres d'eau ou de bouillon ; quand cela est tari, versez-y le bouillon, laissez mijoter 2 heures et servez. (Le riz se met à l'eau froide.)

Autre. Jetez-le dans du bouillon bouillant et l'y laissez à bon feu une demi-heure.

Riz au maigre.

Mettez le riz, comme ci-dessus, crever à l'eau avec du beurre, sel ; au moment de servir, ajoutez 2 jaunes d'œufs, ou une purée.

Riz au lait.

Il se fait comme celui au gras, excepté que l'on met du lait au lieu de bouillon, et qu'on l'assaisonne d'un demi-quarteron de sucre, et d'une feuille de laurier-amande. On peut ajouter 2 jaunes d'œufs. Il faut une pinte et demie de lait pour 4 cuillerées de riz.

Crème de riz.

Faites blanchir une demi-livre de riz ; assaisonnez ensuite d'un peu de sel ; mouillez de bouillon et de jus de veau ; après 2 heures de cuisson, passez au tamis et servez.

Vermicelle.

Le vermicelle est léger et nourrissant quand il est bien cuit. Il en est de même de la semoule qui sert au même usage. Nous ne parlerons pas du macaroni et des autres pâtes qui cuisent mal; la quantité de fromage qu'il faut y joindre en fait d'ailleurs un mets irritant.

Jetez-le dans l'eau bouillante, si c'est en maigre; ajoutez du beurre, et du sel. Faites bouillir à grand feu, et liez avec des jaunes d'œufs, ou mêlez-y une purée.

En gras, vous vous servez de bouillon, et ajoutez de même une purée de légumes.

Panade royale ou à la reine.

Prenez la mie d'un pain mollet et la mettez dans la casserole avec assez d'eau pour qu'elle baigne; sel, un bon morceau de beurre. Faites mijoter une heure; passez au tamis; liez, si vous voulez, de jaunes d'œufs délayés avec de la crème, ajoutez un morceau de beurre, et servez sans laisser bouillir.

Potages de purées de pois, haricots, lentilles, carottes, navets, pommes-de-terre, choux, etc.

Ils se font tous comme le potage aux pois, que nous allons donner. Mettez vos

1*

pois dans une marmite, avec sel, ognons, carottes, un bouquet de poireaux, du lard (si vous voulez faire en gras). Vos légumes étant cuits, écrasez-les, passez dans une passoire ; dressez votre potage, trempez-le avec du bouillon gras ou maigre, et servez la purée dessus.

Potage à la Condé.

Faites cuire des haricots rouges avec beurre, sel, 2 ou 3 ognons ; passez en purée et mouillez avec le bouillon de la cuisson. Versez sur des croûtons frits, ou des tranches de pain.

Potage aux boulettes.

Mettez dans une casserole 4 œufs, un demi-setier de crème, un demi-quarteron de beurre frais, très-peu de sel ; tournez le tout en y mêlant de la farine, jusqu'à consistance de pâte ; faites-en des boulettes comme des olives ; faites frire au beurre dans une casserole ; mettez-les au fond de la soupière et versez le bouillon dessus.

Bouillon maigre.

Mettez le soir une marmite au feu avec de l'eau, de gros pois secs, navets, carottes, panais, céleri, choux, persil, ognons; salez et laissez jusqu'au lendemain. Quand le tout est bien cuit, retirez la marmite, et passez en exprimant fortement.

Bouillon ou coulis de poisson.

Mettez dans une casserole un bon morceau de beurre avec des carottes et ognons; auxquels vous faites prendre couleur; mouillez avec de l'eau, et ajoutez de la chair de poisson. On peut se servir de toute espèce de poissons d'eau douce, et même y ajouter des cuisses de grenouilles. Assaisonnez de sel, un peu de thym et laurier, quelques tranches de betterave; faites cuire 5 ou 6 heures; à la fin de la cuisson, ajoutez gros comme une noix de sucre. On s'en sert pour tout ce qu'on veut, potage ou sauce.

Soupe aux choux.

Le chou est indigeste pour plusieurs personnes, qui feront bien de s'en absteuir. En le faisant blanchir à l'eau bouillante on lui ôte son âcreté qui le rend irritant. Il occasione des vents, chose que l'on évite en le faisant cuire au gras, mais alors il est plus indigeste. En général il faut qu'il soit très-cuit.

Mettez la marmite au feu avec l'eau et le lard, ou le petit salé. Quand le lard a bouilli une heure, ajoutez des choux avec racines, pois, 2 ou 3 pommes-de-terre. Salez. Il faut 4 heures au moins.

En maigre : faites blanchir un chou, égouttez et coupez en petits morceaux; mettez-le dans la marmite quand l'eau est bouillante avec racines, beurre et sel.

Potage aux choux et au lait.

Vous faites blanchir votre chou, et le faites cuire dans l'eau avec du beurre et du sel; au moment de servir, ajoutez-y moitié lait bouillant, trempez et servez.

Potage à la Julienne.

Prenez vos carottes, navets, panais, poireaux, ognons, que vous coupez en petits filets, de l'oseille, laitue, cerfeuil, poirée, que vous hachez un peu, des pois verts ou petites fèves : faites cuire à moitié avec du beurre; mouillez de bouillon gras ou maigre, achevez de cuire : ajoutez une purée quelconque; salez, et trempez avec peu de pain ou même sans pain.

Potage printanier.

Vous faites comme celui à la julienne, et vous y ajoutez des pointes d'asperges, petits pois, petits radis et petits ognons; un petit morceau de sucre pour en ôter l'âcreté. Couvrez le potage avec ces légumes.

Potage aux petits pois.

Faites-les cuire à l'eau bouillante avec beurre et sel, et versez sur des croûtons que vous avez passés dans la casserole avec du beurre et du sucre.

Potage aux pois et à l'oseille.

Faites bouillir de l'eau ou du bouillon, et ajoutez des pois nouveaux, cerfeuil laitue, oseille, beurre si c'est en maigre; faites cuire le tout et passez en purée claire.

Potage aux herbes.

Aliment sain, rafraîchissant, et qui peut être mangé par tout le monde et en tous temps, surtout quand on a diminué l'acidité par de la poirée et de la laitue.

Hachez une poignée d'oseille, cerfeuil, belle-dame et poirée, que vous faites cuire avec du beurre et du sel. La cuisson faite, mettez du bouillon maigre ou de l'eau, laissez jeter quelques bouillons et trempez; liez de jaunes d'œufs au moment de servir.

Potage aux petits ognons.

Il faut user peu de l'ognon, et seulement en potage avec du lait, ou comme assaisonnement; il irriterait l'estomac si on en mangeait beaucoup.

Épluchez et faites blanchir 5 minutes une demi-assiettée de petits ognons; sautez-les à la casserole avec du beurre et du sucre; mouillez de bouillon, trempez de croûtons passés au beurre.

Potage à l'ognon et au lait.

Faites frire un ognon dans le beurre lorsqu'il sera blond, versez du lait : salez; versez sur les tranches de pain. On ajoute si l'on veut des jaunes d'œufs.

Potage aux laitues.

La laitue est douce et rafraîchissante.

Faites blanchir deux laitues; ficelez-les, faites les cuire dans du bouillon; trempez le potage avec du bouillon, et servez vos laitues dessus.

Potage au potiron.

Bien mûr, il est léger et assez nourrissant.

Faites cuire du potiron coupé en petits morceaux, avec de l'eau et du sel; étant cuit, jetez l'eau, mettez-y du lait suffisamment, avec un morceau de sucre; faites bouillir et le retirez dans le moment; prenez la soupière, arrangez dedans du pain tranché très-mince; mouillez avec du lait de potiron, pour le faire tremper; tenez-le sur de la cendre chaude, sans qu'il bouille ; en servant, mettez-y le restant du bouillon.

Potage de potiron en purée.

Coupez-le par morceaux, et le mettez dans l'eau bouillante pendant 5 minutes, avec du sel : retirez-le et jetez l'eau ; écrasez-le ; faites fondre du beurre dans une casserole, mettez-y votre potiron revenir un moment. Ayez dans la soupière des croûtons passés au beurre, et du sucre : versez-y du lait bouillant ; joignez-y votre potiron ; mêlez le tout, et servez après avoir laissé mitonner si vous voulez.

JUS.

Avec les jus on fait le fond de toutes les sauces, qu'une cuillerée rend plus délicates. Ils sont très-nourrissans, mais un peu trop excitans si on en faisait usage en trop grande quantité.

Mettez dans une casserole 5 à 6 ognons, et autant de carottes moyennes coupées en tranches, environ 2 livres de débris de viandes et de volailles avec un verre d'eau ou de bouillon; commencez à feu vif; et lorsque le tout a pris une belle couleur, vous mouillez avec de l'eau bouillante; ajoutez un bouquet garni, peu de sel; laissez cuire une heure et demie à feu doux; piquez et pressez la viande pendant la cuisson, pour en faire sortir le jus. Passez au tamis; laissez reposer et tirez à clair. Les morceaux peuvent se mettre au pot, où ils donneront du goût.

SAUCES.

Partout où il est indiqué de prendre de la farine, on peut prendre de la farine ou fécule de pomme-de-terre, qui est infiniment préférable à celle de blé. Les sauces y gagnent de la consistance et on évite quelquefois de faire réduire, ce qui peut être cause qu'une sauce est trop salée.

Des liaisons.

Cassez vos œufs avec précaution pour n'en pas crever le jaune (il est essentiel qu'ils soient frais). Séparez les blancs des jaunes,

en transvasant ceux-ci d'une coquille dans
l'autre, jusqu'à ce qu'ils restent nets ; jetez
les germes qui sont restés ; délayez les jaunes
avec une cuillerée ou 2 de ce que vous devez
servir. Remuez jusqu'à ce que ce mélange
soit parfait ; versez ensuite peu à peu, et en
tournant toujours, dans votre sauce *hors
du feu*, remettez-la un moment en tournant pour la faire épaissir un peu, et sans
bouillir ; servez.

Béchamel.

Mettez dans une casserole un morceau
de beurre, ognons en tranches et une
carotte, persil, champignons ; passez sur le
feu, mettez 3 cuillerées de farine, et mouillez avec une chopine de crème, sel ; tournez toujours jusqu'à ce qu'elle bouille ; laissez cuire très-doucement 3 quarts d'heure,
passez au tamis ; en servant, faites-y lier
un morceau de beurre, ou ajoutez une
liaison de jaunes d'œufs.

Sauce blanche.

Mettez dans une casserole un quarteron

de beurre, et mêlez-y une cuillerée de farine. Ajoutez un verre d'eau, et mettez alors le tout sur le feu et tournez; lorsqu'elle bout, vous la retirez sur le bord du fourneau et la salez. Si elle est trop épaisse, ajoutez un peu d'eau, et si elle est trop claire, du beurre manié de farine, et l'on tourne de nouveau. Au moment de servir, on ajoute, si on veut, une liaison de jaunes d'œufs et un filet de vinaigre.

Maître-d'hôtel.

Mettez sur un plat un morceau de beurre, avec persil haché bien menu, sel, épices; maniez le tout ensemble, jusqu'à ce qu'il soit bien mêlé, et ajoutez un jus de citron, verjus ou filet de vinaigre.

Maître-d'hôtel liée.

Prenez un morceau de beurre, une pincée de farine, persil, ciboules, hachés; mettez le tout dans une casserole avec un demi-verre d'eau, sel et épices; au moment de servir, mettez votre sauce sur le feu, tournez-la jusqu'à ce qu'elle soit liée, ajoutez un jus de citron ou verjus, et servez.

Sauce à pauvre homme.

Hachez 5 ou 6 échalotes et du persil; mettez dans une casserole du jus ou du bouillon, une cuillerée de vinaigre et du sel; faites bouillir jusqu'à ce que les échalotes soient cuites. On se sert de cette sauce pour réchauffer des restes de rôti ou du bouilli.

Sauce mayonnaise blanche.

Mettez dans une petite terrine un jaune d'œuf, sel, épices, quelques gouttes de vinaigre, tournez et mêlez bien; ajoutez goutte à goutte, et toujours en tournant, une cuillerée d'huile. Votre sauce étant prise, et d'une quantité suffisante, ajoutez du vinaigre en versant doucement et tournant toujours. Cette sauce est très-délicate, mais il faut avoir de la patience, car elle prend un quart d'heure pour la bien faire et bien tourner. Elle sert à masquer toutes sortes de volailles froides. On peut la faire *verte* en ajoutant persil ou estragon au moment où l'on met les œufs.

Sauce tomate.

Faites cuire dix tomates, avec du sel , et passez ensuite comme une purée ; ajoutez un peu de farine si la sauce n'était pas assez épaisse ; mettez un peu de jus. Lorsque vous voulez servir, ajoutez un demi-quarteron de beurre que vous laissez fondre dans la sauce.

BOEUF.

Le meilleur a la chair d'un rouge-brun veiné de blanc et couverte de graisse. Soit bouillie, soit rôti, c'est la chair qui donne la plus grande quantité de substance nourrissante.

Bœuf bouilli en persillade.

Coupez votre bœuf en tranches égales, épaisses comme une pièce de 2 sous. Prenez un moule ou une casserole : dressez en couronnes vos morceaux les uns sur les autres ; assaisonnez de sel, mouillez d'une cuillerée de jus ou bouillon : faites mijoter doucement une demi-heure, feu dessus et dessous. Ensuite, faites une sauce au jus, ou bouillon, dans laquelle vous mettez bouillir pendant 5 minutes des fines herbes : ajoutez un filet de vinaigre, renversez votre bœuf sur le plat, et la sauce au milieu.

Aloyau.

Quand il est tendre, on le fait cuire ordinairement à la broche; parez-le en supprimant la graisse et les peaux : piquez-le de gros lard : couvrez-le d'une feuille de papier huilé. On le sert dans son jus avec une sauce faite du jus du filet, filet de vinaigre, échalotes, sel et poivre, servie dans une saucière. Il est plus sain de le manger sans sauce.

Filet de bœuf à la broche.

Le filet de bœuf est la partie tendre de l'aloyau. Parez, lardez fin, embrochez, la partie lardée couverte de papier beurré, faites cuire à feu vif de manière à le saisir ; débrochez un peu saignant, servez avec une sauce faite du jus de votre filet, filet de vinaigre, échalotes, sel et poivre, dans une saucière.

Nous ferons ici la même observation qu'à l'aloyau. Nous avons supprimé la marinade qui, d'un mets sain et nourrissant, en fait un quelque peu irritant, mais à la vérité bien plus agréable au goût.

Filet de bœuf aux croûtons.

Coupez par tranches les restes d'un filet de la veille : faites-les chauffer sans bouillir avec du jus ou bouillon. Faites des croûtons de même grandeur auxquels vous faites prendre couleur en les sautant dans le beurre. Dressez en couronne sur le plat, un filet, un croûton, et ainsi de suite avec un peu de jus, beurre manié de persil, et jus de citron au milieu.

Filet de bœuf à la chicorée.

Quand votre filet est préparé comme ci-dessus, mettez-le dessus un ragout de chico-rée au gras.

Filet de bœuf à la sauce tomate.

La préparation est la même que pour l'article précédent, excepté que vous le met-tez dessus une sauce tomate.

Bifteck.

Coupez du filet de bœuf en tranches d'un
doigt d'épaisseur, battez pour les aplatir;
ôtez les tours et les peaux; faites mariner
dans le beurre tiède, avec du sel; faites
griller à feu vif, et servez saignant, avec
beurre manié de persil, un filet de verjus
ou du jus de citron.

Pour faire un *bifteck aux pommes-de-
terre*, on le prépare entièrement comme le
précédent, et on y ajoute des pommes-de-
terre frites au beurre; *au cresson* on ajoute
du cresson assaisonné de vinaigre et du sel.

Entre-côte de bœuf.

Retirez-en les nerfs; coupez-la de l'épaisseur de 2 travers de doigt; aplatissez, saupoudrez de sel; mettez sur le gril à feu vif;
lorsqu'elle sera cuite, servez avec une sauce
à la maître-d'hôtel et des pommes-de-terre
frites.

Bœuf à la mode.

Prenez du bœuf, soit de la tranche, pièce
ronde ou gîte à la noix; battez-le bien; lar-

dez de gros lard ; mettez-le dans une casserole avec quelques couennes de lard, une
moitié de pied de veau, un ognon, une carotte, un bouquet de fines herbes, du sel ;
versez sur le tout un verre d'eau, un demi-
verre de vin blanc ou une cuillerée d'eau-de-
vie, et faites cuire jusqu'à ce que votre
viande soit très-tendre ; ensuite passez le
jus au tamis, dégraissez et servez. Il faut
au moins 6 heures pour cuire un bœuf à la
mode ; il doit être fait à petit feu et bien
étouffé.

Langue de bœuf piquée et rôtie.

Faites-la blanchir en la mettant à l'eau
froide : écumez ; retirez-la quand elle bout,
et la mettez à l'eau froide : retirez-la de
suite pour la faire cuire avec 2 cuillerées
de bouillon, tranches de lard, bouquet
garni, 1 ou 2 ognons. Étant aux trois quarts
cuite, retirez-la, levez-en la peau, piquez
de gros lard dans l'intérieur, et fin dessus.
Mettez-la ensuite à la broche une heure.
Servez avec la sauce faite du jus de sa cuisson
passée au tamis.

Queue de bœuf à la Saint-Lambert.

Faites-la dégorger à l'eau tiède, et la placez dans la casserole sur des bardes de lard, sel, carottes, navets, céleri, ognons, bouquet garni ; étant cuits, passez au tamis, faites une purée des légumes, versez le tout sur la queue et servez.

VEAU

Le veau de 6 semaines ou 2 mois est le plus estimé, et le plus sain. Il est meilleur depuis mai jusqu'en septembre. Nous avons eu la pensée de le supprimer entièrement parce que sa chair, peu faite, est de très difficile disgestion ; cependant nous n'avons pu nous décider à l'abandonner tout-à-fait, et nous en avons laissé quelques parties en recommandant de le faire cuire plus que les autres viandes, d'en faire peu d'usage et de s'en méfier beaucoup.

Poitrine aux petits pois.

Coupez une poitrine de veau par petits morceaux ; passez sur le feu avec beurre et pincée de farine, du sel ; ajoutez un verre d'eau ou du bouillon, un bouquet de persil; laissez cuire une heure et demie, et mettez des pois moyens : quand ils sont cuits, dégraissez et servez.

Côtelettes de veau en papillotes.

Garnissez-les des 2 côtés d'une farce composée de mie de pain, petit lard, persil, ciboule, hachés fin; sel; recouvrez d'une mince barde de lard; enveloppez avec soin d'un bon papier beurré ou huilé; faites cuire une heure à petit feu, et servez avec le papier.

Fricandeau.

Employez une noix de veau que vous piquez fin; mettez-la dans la casserole où il faut qu'elle baigne dans l'eau; ajoutez un morceau de beurre, des débris de lard, du sel, carottes, gros ognons entiers, faites cuire doucement 5 à 6 heures. Mettez la cuisson dans une petite casserole, joignez-y un peu d'eau et faites réduire; liez avec de la fécule, et dorez-en le fricandeau. Servez le reste sous le fricandeau, si vous devez le servir seul; sinon servez-vous-en pour assaisonner le ragoût de chicorée ou d'oseille, que vous servirez dessous.

Noix de veau dans son jus.

Piquez, si vous voulez, une noix de veau, et la mettez, avec un bon morceau de beurre, dans une casserole sur un feu doux, où elle se dorera d'elle-même; lorsqu'elle est bien dorée, mouillez-la d'un peu d'eau; ajoutez du sel, une feuille de laurier et pas autre chose; faites cuire 4 à 5 heures à feu doux, dégraissez la sauce, liez-la avec de la fécule, et servez.

Langue de veau.

La langue est plus légère que la chair pour la digestion. Vous la dégorgez bien et la faites blanchir pour en ôter la peau dure: piquez-la de gros lardons de part en part; mettez-la dans la casserole, afin qu'elle fasse du jus, avec de gros ognons et des carottes. Lorsque le tout est bien glacé, mouillez avec de l'eau; ajoutez du sel, un peu de thym, et faites cuire très-doucement

5 heures. Au moment de servir, dégraissez la sauce, liez-la avec de la fécule; ouvrez la langue en deux, qu'elle forme le cœur, versez la sauce dessus. On met à volonté des cornichons hachés ou des champignons dans la sauce.

MOUTON.

Il faut le choisir d'une chair noire, gras en dedans, et le laisser mortifier pour qu'il soit tendre.

Il n'y a que le bœuf qui contienne plus de jus de viande que le mouton. Sa chair est un peu plus tendre, plus facile à digérer par certains estomacs, presque aussi nourrissante; mais elle produit moins de chaleur, d'excitation. Le bouillon de mouton n'a pas cette odeur aromatique, cette saveur montante et agréable du bœuf, tandis qu'une côtelette, un gigot rôti, ne le cèdent pas en qualité à la viande de bœuf.

Gigot rôti.

Pour que le gigot rôti soit un excellent manger, il faut qu'il soit bien mortifié;

pour cet effet, ayez soin de ne le faire cuire que 4 jours aprés que le mouton aura été tué; battez-le bien pour l'attendrir davantage; enlevez-en la peau et faite-le mariner un jour ou 2 avec de l'huile, ognon, persil; embrochez-le et faites-le cuire à un feu très-vif, de manière à ce qu'il soit saisi; tournez-le souvent et arrosez avec son jus et la marinade; laissez-le cuire une heure et demie.

Gigot dans son jus.

Faites-le revenir dans un quarteron de beurre : ajoutez quelques tranches de lard, assaisonnez et mouillez de temps en temps, feu dessus et dessous. On peut le servir sur des haricots, pommes-de-terre, etc.

Gigot à l'eau.

Désossez-le si vous voulez. Il faut qu'il soit mortifié. Mettez-le dans une casserole avec un peu de beurre, sur un feu doux, prendre couleur des deux côtés; mouillez avec un peu d'eau; mettez 4 ou 5 gros ognons entiers et 2 carottes; faites cuire

ainsi 6 ou 7 heures très-doucement; mettez du sel, point de poivre ni autre assaisonnement. Servez-le seul. Dégraissez la
sauce et la liez avec un peu de fécule; vous
en glacez le gigot. Servez dessous, à volonté,
chicorée, haricots, etc.

Émincées de mouton aux cornichons.

Prenez du gigot cuit à la broche : coupez
la chair très-mince et de la grandeur d'un
écu : mettez ces émincées dans une casserole avec un peu de bouillon et sel; faites réduire votre sauce; ajoutez un morceau de
beurre, et des cornichons coupés en tranches; mettez vos émincées dans la sauce,
et faites cuire doucement sans faire bouillir.

Filets de mouton.

Désossez et parez 2 filets, enlevez les
peaux; faites-les mariner avec sel, huile
d'olive, demi-verre de vin rouge; 2 heures
avant de servir, vous les mettez dans une
casserole avec la marinade et leurs débris;
vous leur faites prendre couleur très-doucement; étant bien glacés vous les mouillez

avec un peu d'eau, et les faites aller doucement jusqu'au moment de servir. Vous
dégraissez la sauce et la liez d'un peu de
fécule : mettez-y gros comme une noix de
sucre, et les glacez de la sauce. On les sert
à volonté, et garnis de laitues, ou d'autres
légumes.

Filet de mouton aux légumes.

Prenez un carré de mouton; ôtez les
os et piquez-le de menu lard; faites-le
cuire à la broche, servez dessous un ragoût
de légumes, comme épinards, chicorée,
farce d'oseille, choux-fleurs, haricots verts
ou blancs, pommes-de-terre.

Carré à la bourgeoise.

Appropriez un carré de mouton, que
vous mettez cuire dans une casserole avec
du bouillon, un verre de vin blanc, persil,
ciboules, une gousse d'ail, sel; la cuisson
faite, passez la sauce au tamis, dégraissez
et faites réduire; mettez-y un morceau de
beurre manié de farine, persil haché;
faites-le lier sur le feu, mettez un jus de

citron ou filet de vinaigre, et servez sur le carré.

Poitrine de mouton grillée.

Faites cuire une poitrine de mouton dans une braise composée avec bouillon, sel, persil, ciboules ; quand elle est cuite, passez-la à l'huile avec persil, ciboules hachés, sel ; panez de mie de pain, mettez sur le gril, et servez avec la sauce réduite. Au lieu de la faire cuire dans une braise, vous pouvez la faire cuire dans le pot-au-feu, et la paner et griller de la même façon.

Côtelettes de mouton grillées.

Aplatissez vos côtelettes, saupoudrez-les de sel, et faites-les griller sur un feu vif, pendant environ dix minutes.

Côtelettes de mouton panées.

Parez vos côtelettes : passez-les au beurre tiède avec du sel ; panez-les de mie de pain, faites-les cuire sur le gril à un feu vif pendant dix minutes ; dressez-les en couronne sur le plat, et servez-les seules ou avec une maître-d'hôtel. Une autre manière de paner les côtelettes consiste à les tremper, en les tenant par l'os, dans le pot-au-feu bouillant, et du côté où se forme la graisse. Elles sont ainsi saisies et graissées; vous les panez à l'instant.

Côtelettes de mouton à la purée d'oseille.

Vous les faites cuire avec bouillon, bouquet garni; quand elles sont cuites, vous passez la sauce que vous dégraissez et faites réduire; servez sur une farce d'oseille.

Côtelettes de mouton sautées à la poêle.

Vous les faites cuire à petit feu dans une poêle, avec un morceau de beurre; quand la cuisson est faite, faites-les égoutter de leur graisse; laissez dans votre poêle une cuillerée de graisse, et ajoutez quelques cuillerées de bouillon, échalottes, fines herbes, le tout haché, sel, cornichons coupés en filets : faites bouillir; dressez vos côtelettes, et servez la sauce dessus avec filet de vinaigre.

Côtelettes de mouton aux légumes.

Parez des côtelettes, et faites-les mariner avec un peu d'huile d'olive et du sel; avec les débris, carottes et ognons, vous faites un peu de jus. Vous passez ce jus où vous mettez navets, carottes tournées et petits ognons, auxquels vous avez fait prendre couleur dans du beurre. Au moment de servir, mettez les côtelettes sur le gril, sans être panées. Etant cuites, liez la sauce où sont les légumes, et y mettez 5 minutes les côtelettes. On les sert en couronne, et les légumes dans le milieu.

Épaule de mouton rôtie.

On la pique avec du persil en branches, au lieu de lard, et on la met à la broche en l'arrosant avec soin.

Épaule de mouton en musette.

On la désosse, en laissant le bout du manche; on la pique de gros lardons; assaisonnez-la de sel; et la ficelez afin de lui donner une forme ronde comme une assiette. Il ne faut pas la rouler. Étant ficelée on lui fait prendre couleur, et on la fait cuire exactement comme le gigot à l'eau, 5 heures de temps. Étant cuite, on la dégraisse; on lie la sauce et on en glace l'épaule. On la sert seule ou garnie de tout ce qu'on veut.

Haricot de mouton.

Faites revenir dans une casserole, de l'é-paule, de la poitrine ou des côtelettes de mouton coupées par morceaux, mouillez de bouillon, ajoutez sel, bouquet garni, mettez votre viande; quand elle est presque cuite, ayez des navets que vous passez au beurre dans la poêle jusqu'à ce qu'ils soient d'une couleur jaune un peu foncée; mettez-les alors dans votre haricot, laissez-les cuire une demi-heure, dégraissez la sauce et servez. On le peut faire aussi avec des pommes-de-terre ou des carottes au lieu de navets.

Langues de mouton.

Elles se préparent comme celles de veau.

Langues de mouton en papillote.

Faites-les blanchir et cuire dans le pot-au-feu, retirez-les et égouttez : levez la peau de dessus : hachez des fines herbes et champignons que vous passez au beurre avec du lard haché fin et du sel ; ajoutez-y vos langues, puis, faites refroidir dans une terrine. Garnissez-les ensuite de cet assaisonnement, enveloppez-les chacune d'un papier huilé coupé en cœur, et que vous reployez tout autour : faites griller doucement.

Langues de mouton à la purée.

Cuites dans du bouillon vous pouvez les servir sur une purée de lentilles, de pois ou d'épinards que vous mouillez avec le fond de la cuisson. De même sur une sauce tomate.

Langues de mouton à la Saint-Lambert.

Coupez en tranches 3 ognons, 3 carottes, 3 navets, un pied de céleri, passez le tout au beurre ; ajoutez sel, un bouquet garni, 2 cuillerées de bouillon, un verre de vin blanc ; faites cuire vos langues de-

dans : retirez-les, levez la peau de dessus :
passez le mouillement au tamis, faites une
purée des légumes, que vous mêlez avec
une cuillerée de farine, et le mouillement
si elle est trop épaisse, et la servez sur
les langues.

LAPIN.

Le lapin aurait pu être banni de cette
cuisine de santé : cependant sa chair, quoique fade , peut être digérée facilement ; il
faut en manger peu à cause des assaisonnemens qu'elle exige.

Si vous employez un lapin domestique,
videz-le aussitôt tué et garnissez l'intérieur
de thym, laurier, sauge, basilic et sel, que
vous retirez ensuite. Vous ferez bien aussi
de le faire mariner par morceaux avant de
l'employer.

Gibelotte de lapin.

Faites revenir du lard coupé en gros dés,
avec des petits ognons ; lorsqu'ils ont pris
couleur, retirez-les ; faites cuire dans la
même casserole, et mettez-y votre lapin cou-

pé par morceaux; passez sur le feu : une demi-heure après, ajoutez les petits ognons; avant de servir, ôtez le bouquet, dégraissez la sauce et servez bien chaud.

Lapereau sauté.

Coupez par morceaux; faites sauter sur un feu vif assez long-temps pour qu'il prenne une couleur très-dorée, et que la chair soit rissolée. Il est alors à moitié cuit. Hachez persil et ciboule très-fin; mêlez-y un peu de farine; saupoudrez-en vos morceaux de laperau; mouillez d'un demi-verre de bouillon et filet de vinaigre; achevez de cuire; servez à courte sauce.

Fricassée de lapereau à la Saint-Lambert.

Coupez-le en morceaux : mettez-le cuire dans du bouillon, qu'il baigne; assaisonnez de sel; garnissez de 2 carottes, 4 ognons, 2 navets, 3 pieds de céléri, et un bouquet garni; les légumes étant cuits, retirez-les, passez-les en purée; si votre lapereau est cuit, passez le fond au tamis : faites-en une sauce un peu épaisse et mouillez votre purée de cette sauce ; dressez votre lapereau et le masquez avec la purée.

GIBIER A PLUME.

DE LA PERDRIX ET DU PERDREAU.

Il faut manger peu de la perdrix, qui est un mets échauffant, de même que le bouillon que l'on en peut faire. Nous n'indiquons, que la perdrix que nous aurions pu omettre, car tout le gibier est échauffant, quoique sa chair soit délicate et tonique.

Perdreaux à la broche.

Plumez, videz, et faites cuire à la broche. Il est important de saisir le point de cuisson, car un perdreau trop cuit n'a plus de saveur. Une feuille verte, ou deux sèches, du cerisier de *Sainte-Lucie* ou *Mahaleb*, mises dans l'intérieur pendant la cuisson, lui donnent un excellent fumet. L'usage est sur 2 perdreaux, de barder l'un et de piquer l'autre.

Perdrix à la ménagère.

Faites revenir dans une casserole une

vieille perdrix, après l'avoir flambée et vidée, troussez les pates dans le corps, et faites-la cuire à petit feu pendant 3 heures dans une petite marmite, avec un verre de bouillon, bardes de lard, ognons, carottes, un peu de sel; après la cuisson, dégraissez la sauce, passez-la au tamis et servez sur la perdrix.

PIGEONS.

Pigeons rôtis.

Sa chair est légère et plus tendre que celle de la perdrix. Elle n'est tonique et échauffante que quand il est vieux; le pigeonneau est un aliment délicat qui se digère facilement et nourrit bien.

Troussez les pates en dedans; couvrez de bardes de lard, et mettez dessus des feuilles de vigne; faites cuire à la broche, et arrosez de leur jus; dressez sur le plat, et servez : demi-heure suffit.

Pigeons aux petits pois.

Prenez deux ou trois pigeons, suivant leur grosseur; s'ils sont gros, vous les coupez en deux après avoir troussé les pates en dedans : mettez-les dans une casserole avec un morceau de beurre et du petit lard ; faites-leur prendre couleur, et ajoutez un litron de pois, un bouquet garni ; passez-les sur le feu, et y mettez une pincée de farine ; mouillez avec du bouillon : faites cuire à petit feu ; quand ils sont cuits, ajoutez un morceau de beurre manié de farine, et servez à courte sauce.

Pigeons en compote.

Mettez dans une casserole du lard par morceaux ; faites-y revenir des pigeons entiers ; retirez-les, ainsi que le lard ; faites un roux très-peu coloré ; mouillez de bouillon avec bouquet garni, et ajoutez petits ognons ; remettez les pigeons et le lard, faites cuire une heure à petit feu ; dégraissez et servez.

Pigeons à la St.-Lambert.

Procédez comme pour les lapereaux.

CANARDS.

Canard à la broche.

C'est un bon manger quand il est jeune, et étouffé plutôt que saigné. Sa chair est difficile à digérer quand il est trop gras ou trop vieux. La sarcelle et la poule d'eau sont très-indigestes.

Le canard et le caneton se mangent souvent rôtis à la broche. Il faut trois quarts d'heure de cuisson.

Caneton aux pois.

Commencez par le passer avec du lard à la casserole, pour lui faire prendre couleur, mouillez avec bouillon ; mettez un litron de pois, un bouquet garni ; faites bouillir à petit feu jusqu'à ce que tout soit cuit ; dégraissez.

Canard aux navets.

Les navets sont légers à l'estomac, mais ils donnent des vents et nuisent à quelques personnes.

Faites roussir des petits navets dans une casserole avec du beurre, et un peu de

sucre, retirez-les ; faites revenir dans la
même casserole votre canard, et mouillez
ensuite avec du bouillon ; ajoutez un bouquet garni, et un peu de sel ; vous y joignez
vos navets, que vous faites cuire avec le canard ; quand le ragoût est bien cuit, bien
dégraissé, on sert à courte sauce.

Canard à la purée.

Mettez-le dans une casserole avec bouillon, tranches de lard, un bouquet garni,
carottes, ognons : quand il est cuit, passez
la sauce au tamis, et mettez-la dans la purée que vous voulez servir sous le canard,
comme purée de lentilles, pois, navets.

VOLAILLE.

Blanquette de volaille.

Elle se compose ordinairement de volaille desservie ; désossez et émincez les
membres ; mettez les morceaux dans une
casserole où vous avez fait fondre du beurre
frais dans lequel vous avez mis une pincée
de farine sans roussir, sel, petit bouquet ;
faites bouillir doucement cinq minutes. Ser-

vez à courte sauce avec une liaison de jaunes d'œufs et filet de vinaigre.

Capilotade de volaille.

Hachez persil, échalotes, que vous passez au beurre avec deux cuillerées de farine : mouillez avec bouillon. Quand
cette sauce aura bouilli un quart d'heure,
faites chauffer dedans votre volaille par
morceaux.

Salade de volaille.

Dépecez par membres une volaille refroidie; mettez dans un vase de terre avec cornichons en filets et fourniture de salade
hachée; assaisonnez comme une salade, et
mêlez; dressez sur un plat comme une
fricassée de poulet, garnissez les bords
de quartiers de laitue fraîche; décorez la
salade avec des fleurs de capucines et bourrache, versez dessus ce qui reste d'assaisonnement.

Mayonnaise de volaille.

Dressez en rond sur le plat des morceaux
de volaille rôtie ; garnissez le milieu de
cœurs de laitues; ajoutez encore un cordon

d'œufs durs coupés en quatre; décorez le bord avec des filets de carottes cuites, de cornichons, des filets d'anchois, des câpres. Faites une forte mayonnaise, que vous versez sur vos laitues, et servez. Il faut, avant de dresser la viande et les laitues, les assaisonner avec huile, vinaigre, poivre et sel.

POULET.

La chair de poulet est tendre, délicate et facile à digérer.

Poulet rôti.

Videz, flambez, ficelez votre poulet, et mettez-le entre des bardes de lard ; ayez soin d'attacher les pates sur la broche pour le faire tenir ; arrosez de son jus; quand il est cuit à point (demi - heure), servez avec cresson autour, assaisonné de vinaigre et sel.

Fricassée de poulet.

Quand votre poulet est épluché, flambé et vidé, coupez-le par morceaux que vous faites tremper pendant une ou deux heures dans l'eau froide pour faire blanchir la chair ; égouttez-les. Mettez dans une casserole un morceau de beurre et une cuillerée de farine ; remuez jusqu'à ce que le beurre soit fondu , mouillez avec un verre d'eau , ajoutez sel , muscade râpée , bouquet de persil et ciboule ; mettez le poulet, faites cuire 3 quarts d'heure ; liez de 3 jaunes d'œufs, et ajoutez du jus de citron, de verjus ou filet de vinaigre. Aux deux tiers de la cuisson on met des champignons : on ajoute, si l'on veut, des petits ognons et des culs d'artichauts en même temps que l'on met le poulet. Des écrevisses font très-bien sur une fricassée de poulet, ainsi que des croûtons et des crêtes de coq autour du plat. Pour entretenir blanche la chair du poulet , il faut la couvrir, pendant la cuisson, d'un rond de papier beurré placé sur la fricassée, dans l'intérieur de la casserole.

Fricassée de poulet à la Saint-Lambert.

Procédez de même que pour les lapereaux.

Poulet à la paysanne.

Dépecez comme pour une fricassée; mettez dans une casserole gros comme un œuf de beurre, deux cuillerées d'huile d'olive; passez sur un feu vif, mettez - y revenir vos membres pour prendre belle couleur. Quand ils sont cuits à moitié, joignez une carotte coupée en liards, deux ognons coupés en anneaux, et du persil en branches; mouillez de jus ou bouillon ; faites mijoter un quart d'heure et servez.

Poulet à l'estragon.

Hachez fin de l'estragon, et le maniez de beurre ; mettez-le dans le corps du poulet, recousez et troussez-le ; mettez-le dans une casserole où il doit baigner à moitié dans l'eau, avec sel, carottes, deux gros ognons, lard, très-peu de thym, une très-petite branche d'estragon sans feuilles, longue comme le doigt : faites cuire, et que le poulet soit très-blanc. Prenez de sa cuisson, et la faites réduire à glace pour faire une sauce bien colorée ; ensuite mouillez-la d'un peu d'eau, et d'une autre partie de sa cuisson ; liez-la avec un peu de fécule : mettez dedans des feuilles d'estragon coupées en quatre. Servez le poulet bien blanc, et la sauce brune dessous, et décorez les bords du plat avec des feuilles d'estragon.

Poulet à la parole.

Mettez dans une casserole un poulet, après l'avoir flambé, vidé et troussé les pates ; mettez des tranches de lard dessus et dessous, ognons, carottes, un bouquet de persil, ciboules, laurier, sel ; mouillez avec un peu de bouillon ; faites cuire à petit feu ; passez votre mouillement au tamis ; dégraissez ; mettez-y un morceau de beurre manié de farine, une bonne pincée de persil haché ; faites lier sur le feu, et servez avec jus de citron ou filet de vinaigre.

CHAPON.

Le chapon est d'une digestion difficile, mais il est beaucoup plus léger cuit dans l'eau, selon les deux méthodes suivantes.

Chapon au riz.

Votre chapon troussé, vous le mettez

dans une casserole où il doit baigner presque entièrement dans l'eau, avec sel, peu
de thym, laurier, trois gros ognons, une
carotte : faites cuire. Vous faites cuire ensuite un quarteron de riz dans la moitié
de la cuisson, avec un peu de bouillon.
Prenez aussi de la cuisson que vous faites
réduire à glace pour colorer le chapon ;
mettez le reste de la cuisson dans le riz,
après l'avoir lié avec de la fécule. Servez-le
sous le chapon, et glacez le tout avec la
petite sauce.

Chapon au gros sel.

Un chapon étant vidé, flambé et troussé,
vous le mettez cuire comme celui au riz.
Faites réduire de même le jus de la cuisson
pour colorer la sauce; vous la mouillez ensuite avec moitié eau, la liez avec de la fécule, et la servez sous le chapon qui doit
être bien blanc. Pour le conserver blanc,
versez un peu de jus de citron sur la poitrine, en le mettant dans lacasserole, ou
bien couvrez-le d'un rond de papier sous
le couvercle de la casserole. Si on ne veut

pas faire glacer la sauce, on sert tout simplement de la cuisson sous le chapon, mais le mieux est qu'elle soit colorée. On ne met jamais un chapon au gros sel dans le pot.

COQ ET POULE.

Ils sont excellens pour faire de bon bouillon et de la gelée pour les malades. On s'en sert aussi pour faire de bon consommé qui donne du corps à toutes sortes de sauces et ragoûts.

Poule au riz.

Faites-la cuire au pot, et conduisez du reste comme le chapon au riz.

Poule en fricassée de poulet.

C'est le moyen d'utiliser une poule que vous avez fait cuire au pot. Il faut la faire mariner dans une forte marinade.

Poule en daube.

Une poule bien engraissée est très-bonne cuite en daube comme le dindon.

DINDON.

Il faut préférer pour la table celui qui est jeune, tendre et gras, dont la peau est blanche et les pates noires. On préfère, pour la délicatesse, la femelle au mâle. Sa chair est tendre et nourrissante.

Dindon à la broche.

On le barde, et il faut une heure et demie pour le faire rôtir parfaitement.

Dinde en daube.

On choisit de préférence une vieille dinde; lardez de gros lardons assaisonnés de sel, persil, ciboules hachés; cousez et ficelez; mettez-la dans une daubière, avec tranches de lard, et une moitié de pied de veau, sel, ognons, carotte, bouquet garni, une gousse d'ail; mouillez de 3 verres de bouillon et de 2 cuillerées d'eau-de-vie, couvrez la marmite de son couvercle en entourant le bord d'un torchon humide; faites cuire à petit feu, et ayez soin de la retourner au milieu de la cuisson : quand elle est cuite, retirez du feu, dégraissez la sauce et la passez au tamis; dressez votre dinde dans le plat, et servez la garniture autour. Il faut bien 5 heures pour la cuisson. L'usage le plus agréable d'une dinde en daube est de la servir froide avec sa gelée.

Abattis de dindon en fricassée de poulet.

Vous l'accommodez comme la fricassée de poulet.

Abattis de dindon en haricot.

Coupez par morceaux, faites revenir; saupoudrez de farine et mouillez avec du bouillon ou de l'eau, poivre, sel, bouquet garni; faites cuire; ajoutez des navets auxquels vous avez fait prendre couleur dans le beurre; dégraissez. Vous pouvez ajouter des pommes-de-terre.

POISSON.

Nous ne voulons parler ici que de ceux dont la chair, très-tendre et délicate, se digère promptement sans peser sur l'estomac. Il n'en est pas, avec le poulet, qui convienne mieux aux convalescens que le *mer-*

lan, la *limande*, la *perche*, l'*éperlan*, le *goujon*, le *rouget*, la *carpe maigre*, malgré ses trop nombreuses arêtes; la *sole*, qui a la chair plus ferme, et même le *turbot*, ainsi que le *carrelet* et la *barbue* qui en approche beaucoup. Le *brochet*, dont la chair blanche, savoureuse, assez ferme et feuilletée, est un aliment agréable, et d'auant plus facile à digérer qu'elle est peu grasse. Les jeunes sont au reste plus légers, et la chair du dos et de la queue est la meilleure. Le foie est aussi assez recherché; quant aux œufs, puisqu'ils ont quelquefois causé des accidens tels que des vomissemens et le dévoiement, malgré l'opinion de ceux qui nient ces effets, il vaut mieux n'en pas manger. La *dorade*, qui n'est guère en usage que dans le midi de la France, mais dont la chair, surtout quand ce poisson n'est pas trop gros, est d'une grande légèreté, facile à digérer, très-nourrissante et d'un goût exquis. Enfin les petites *truites*, dont la chair est assez délicate.

Après ces poissons, nous ne ferons qu'indiquer le *hareng*, dont la chair assez grasse ne se digère pas aussi aisément, et a besoin d'être assaisonnée quand il est frais; tandis que, salé ou fumé, c'est-à-dire *pec* ou *saur*, il est âcre, échauffant, et encore plus difficile à digérer.

Le *barbeau* est meilleur vieux, parce que sa chair muqueuse, douceâtre, perd les mauvaises qualités qui en rendent la digestion pénible. Il nourrit peu. Son foie est recherché, mais il faut jeter ses œufs.

Au surplus, nous ferons remarquer que les poissons qui vivent dans les rocailles, ou ceux d'eau vive, sont les plus légers et les meilleurs, tandis que ceux des eaux stagnantes ont une chair lourde et indigeste.

Nous ajouterons encore qu'en général les poissons forment une nourriture relâchante, non pas autant que les viandes gélatineuses, mais bien plus que les jeunes volailles, et, à plus forte raison, que les chairs colorées. La chair de poisson nourrit assez bien, comme le prouve l'exemple des hommes qui en vivent exclusivement; toutefois elle ne produit pas cette chaleur qui, dans les autres viandes, rend la restauration manifeste, et, à cause de cela, elle passe pour beaucoup moins nourrissante qu'elle ne l'est réellement.

Nous avons regret d'indiquer le court bouillon, mais surtout la sauce à l'huile et au vinaigre, qui sont des assaisonnemens qui ont de l'âcreté : mais plusieurs poissons ne sont pas succeptibles d'être mangés autrement. Il faut en faire usage avec une grande modération.

Bleu ou court-bouillon pour toutes sortes de poissons.

On le lave bien, on le met ensuite sans l'écailler dans un plat profond, et on l'arrose de vinaigre rouge bouillant; on recouvre aussitôt hermétiquement le plat; quelques secondes après on le découvre et on le met dans un chaudron ou une poissonnière pleine d'eau bouillante; assaisonnez de sel, clou de girofle, feuilles de laurier, ognons en tranche et gousse d'ail. Dès que le poisson est cuit, on ôte le vase du feu, on y verse un verre d'eau froide, et on l'y laisse jusqu'à l'instant où il faut le servir. Servez sur une serviette ployée. Ceci est un *bleu* ou *court-bouillon bleu* : dans le *court-bouillon* simple on emploie du vinaigre blanc.

TURBOT ET BARBUE.

Turbot et barbue au bleu.

Videz et parez-le : pour éviter qu'il ne se fende en cuisant, faites une incision sur le dos, coupez environ 2 pouces du gros joint qui se trouve dans le milieu. Faites-le cuire comme il est dit page 56, égouttez et dressez sur un plat avec une sauce à l'huile dans une saucière.

Turbot et barbue au gratin.

On les fait comme les merlans et limandes.

HARENG.

Harengs frais à la sauce blanche.

Videz, écaillez et nettoyez vos harengs,

3*

mettez-les sur un gril que vous aurez fait chauffer d'avance, pour éviter qu'ils ne s'y attachent : quand ils sont bien cuits, vous les servez avec une sauce blanche.

Harengs frais à la sauce tomate.

Etant grillés, vous les servez sur une sauce tomate, page 21.

Harengs frais frits.

La friture avec de la pâte est une chose qui ne convient qu'aux estomacs robustes. Les meilleures fritures sont celles des poissons frais peu gros, afin qu'ils cuisent plus promptement, et enduits seulement de farine.

Il faut les vider, écailler, nettoyer, les fariner, les mettre dans une friture bien chaude, et servir saupoudrés de sel fin.

LIMANDES, SOLES, CARRELETS ET PLIES.

Ils s'accommodent tous de la même façon : on les vide et on les lave bien, on les farine et on les fait frire à feu clair dans une friture bien chaude, sans quoi le poisson serait mollasse. On le retire de la friture quand il est bien cuit, et on sert après avoir saupoudré de sel. Il faut enlever la peau du dos de la sole avant de la faire frire.

Soles, limandes, carrelets et plies au gratin.

Quand on les a bien nettoyés, lavés et essuyés, on met du bon beurre manié de farine dans le plat qu'on doit servir, avec persil, ciboules hachés, du sel; on arrange son poisson dessus. On fait le même assaisonnement par-dessus le poisson qu'on a fait en dessous; on ajoute un demi-verre de bouillon, on couvre bien son plat, et on fait cuire sur un fourneau; quand il est cuit, on sert à courte sauce. On peut faire cuire sous un four de campagne.

Ces poissons se servent encore aux tomates, comme les harengs.

MERLAN.

Merlans frits.

Videz-les, laissez-leur les foies, incisez-les légèrement en 5 ou 6 endroits de chaque côté; trempez-les dans la farine, et faites frire à feu vif; servez sur une serviette ployée.

Merlans au gratin.

On peut encore les servir au gratin, comme il est expliqué aux *Soles, Limandes*, etc.

Merlans grillés.

Incisez-les comme les précédens, et faites-les mariner avec huile, persil, ciboules, échalotes hachés, sel; faites griller sur un feu vif, et arrosez avec le restant de la marinade; étant cuits, vous les servirez avec une sauce blanche.

Les merlans se servent aussi aux tomates comme les harengs.

ALOSE.

Alose à l'oseille.

Vous la faites mariner avec huile, sel, poivre, persil, ciboules, thym, laurier, le tout entier; faites griller; arrosez en cuisant avec le restant de la marinade, et servez sur une farce d'oseille.

ÉPERLANS.

Manière de les accommoder.

Il ne faut point les vider, lavez-les et les

essuyez bien entre 2 linges; farinez-les et les faites frire à grand feu.

Matelote vierge.

Prenez une carpe, un brochet ou barbillon; videz, écaillez, coupez les nageoires; coupez le tout par tronçons, que vous mettez dans une casserole avec un bouquet garni, assaisonnez et mouillez de 2 tiers de vin blanc et un d'eau, mettez un morceau de beurre, faites bouillir quelques bouillons, et retirez du feu. Sautez des petits ognons, ajoutez un peu de sucre, 2 à 3 cuillerées de farine, mouillez avec le fond de votre poisson; quand le ragoût est cuit, dressez votre poisson au milieu du plat; passez votre ragoût et le liez de jaunes d'œuf. Masquez avec la sauce, les ognons autour.

Carpe grillée.

On peut servir la carpe cuite sur le gril, après l'avoir vidée et écaillée, avec une farce d'oseille dessous, ou avec une sauce blanche.

PERCHE.

Perche au bleu.

Otez les ouïes et videz : faites-la cuire dans

un court-bouillon, comme il est indiqué page 56. Quand elle est cuite, épluchez-la de ses écailles, dressez-la sur le plat que vous devez servir, et une sauce à l'huile dans une saucière.

TRUITE.

Petite truite à la genevoise.

Faites cuire un court-bouillon, page 56. Mettez à la casserole un morceau de beurre avec persil et échalotes hachés. Lorsque ces fines herbes sont revenues un instant sur le feu, ajoutez une croûte de pain, cuite dans le court-bouillon et passée en purée, délayez avec du court-bouillon passé au tamis. Égouttez la truite, et servez sur la sauce.

BROCHET.

Celui des rivières est plus sain; il a la couleur brillante, tandis que l'autre est plus brun. Il faut éviter de manger les œufs, parce que souvent ils excitent des nausées, et purgent quelquefois assez violemment.

BARBEAU.

On l'appelle barbillon quand il est petit, barbeau quand il est plus grand; plus il est

« âgé, plus sa chair est ferme et de meil-
« leur goût ; il faut se défier de ses œufs, par-
« ce qu'ils causent souvent de grands maux
« d'estomac, et purgent violemment par haut
et par bas ; ainsi, il faut avoir soin de les
ôter avec les entrailles. Le barbeau se prépare comme la carpe.

GRENOUILLES.

La grenouille a une chair tendre et délicate comparable à celle de l'agneau, mais
plus facile à digérer, bien qu'elle ne nour-
risse pas beaucoup plus. Elle convient aux
estomacs faibles.

Cuisses de grenouilles en fricassée de poulets.

Vous les mettez dans de l'eau bouillante,
et leur faites faire un petit bouillon ; retirez-les à l'eau fraîche et égouttez ; mettez-
les dans une casserole avec des champignons, un bouquet de persil, ciboules, un
morceau de beurre ; passez-les sur le feu 2
ou 3 tours, et y mettez une bonne pincée
de farine ; mouillez avec du bouillon, ajou-

tez du sel; faites cuire un quart d'heure et réduire à courte sauce; mettez-y une liaison de jaunes d'œufs, une petite pincée de persil haché très-fin; faites lier sans bouillir.

LÉGUMES.

Les légumes verts sont moins nourrissans que les secs, mais d'une bien plus facile digestion. Les légumes secs sont très-indigestes. Les verts se mettent cuire à l'eau bouillante.

Petits pois.

Prenez 2 litres de pois, mettez-les dans la casserole avec un quarteron de beurre très-frais, un bouquet de persil, et, si on veut, un cœur de laitue ou de romaine 3 ou 4 petits ognons, peu de sel et de sucre; remuez, faites bouillir à petit feu une demi-heure; retirez le bouquet, ajoutez un morceau de beurre manié de farine, et servez. On peut lier l'ognon, la laitue ou la romaine avec le bouquet.

Autre façon.

Faites fondre dans une casserole un quarteron de beurre frais; ajoutez 2 litres de pois, peu de sel, du sucre; remuez; faites cuire à très-petit feu. Quand ils auront bouilli une demi-heure, ils seront cuits; liez de 2 jaunes d'œufs et servez.

Petits pois à l'anglaise.

Mettez de l'eau dans une casserole, 3 quarts d'heure avant de servir; quand elle bout, ajoutez du sel, un bouquet de ciboules et les pois; quand ils sont cuits, égouttez promptement dans une passoire, et servez sur le plat avec du sel fin et du bon beurre frais, en le laissant fondre de lui-même.

Purée de pois verts.

Prenez 2 litres de pois verts et un quarteron de beurre; mettez-les dans l'eau bouillante, et faites-les cuire avec persil, cibou-le et sel; passez votre purée.

FÈVES.

Il faut les employer nouvelles et petites, et les faire bien cuire. La robe les rend d'une digestion difficile quand elle a pris une couleur rousse.

Petites fèves à la Macédoine.

Mettez dans une casserole du persil, ciboule hachés, un morceau de beurre; passez sur le feu avec une pincée de farine; mouillez avec du bouillon, un bouquet de persil, ciboule et sariette; faites bouillir à petit feu, mettez après 3 culs d'artichauts blanchis un quart d'heure dans l'eau bouillante, et coupés en petits dés, avec un litre de petites fèves de marais, la robe ôtée et cuites un quart d'heure dans l'eau; faites cuire, assaisonnez de sel; ôtez le bouquet; servez à courte sauce.

Pour les accommoder à la crème, au moment de servir, faites une liaison de jaunes d'œufs avec de la crème.

Fèves à la bourgeoise.

Mettez-les dans une casserole avec beurre, un bouquet de persil, ciboule et un peu de sariette; passez sur le feu et mettez une pincée de farine, un peu de sucre, et mouillez avec du bouillon; quand la cuisson est faite,

mettez une liaison de jaunes d'œufs délayés
avec un peu de lait, et servez.

Fèves à la maître-d'hôtel.

Elles se font comme les haricots verts ci-
après.

Fèves à la poulette.

Prenez un litre et demi de petites fèves
tendres, ôtez la tête, faites blanchir jusqu'à
ce qu'elles fléchissent sous le doigt ; mettez
un peu de sel dans l'eau ; égouttez ; mettez
un bon morceau de beurre dans une casserole, mêlé avec 2 cuillerées à bouche de farine, sel, muscade, un peu de sucre ; ajoutez
vos fèves, mouillez d'un peu d'eau ; quand
elles commenceront à bouillir, ajoutez une
liaison de 2 jaunes d'œufs et servez.

Purée de fèves.

Prenez de grosses fèves vertes, dérobez-
les : faites bouillir de l'eau dans une casserole : ajoutez un peu de sel : jetez vos fèves
dans l'eau un quart d'heure : égouttez et
mettez dans de l'eau froide pour qu'elles

soient vertes : égouttez une seconde fois; mettez un morceau de beurre dans une casserole avec sel, une cuillerée de farine, ajoutez vos fèves, et mouillez de bouillon ou d'eau : mettez un bouquet de persil et ciboule : finissez de cuire, et passez en purée; ajoutez un morceau de beurre, et servez.

HARICOTS.

Le *haricot vert* doit être pris dans sa primeur; il faut le choisir petit et tendre, et avant que le grain ne soit formé. Il est alors d'une assez facile digestion. Les haricots blancs sont les plus utiles en cuisine; les rouges cuisent moins promptement, mais ils sont moins sujets à occasioner des vents que les blancs, sans être pour cela plus légers à la digestion. Ils sont aussi un peu plus échauffans que les blancs.

Haricots verts au maigre.

Après les avoir épluchés de leurs filandres et lavés, vous les jetez dans l'eau bouillante avec du sel; quand ils sont cuits, vous les mettez à l'eau froide si vous voulez leur conserver la verdeur, retirez-les, faites-les égoutter. Mettez dans une casserole du beurre frais, une pincée de farine, du persil et de la ciboule hachés très-fin, du sel, un verre de lait ou de l'eau dans laquelle ils ont cuit; faites bouillir dix minutes, et servez avec une liaison de jaunes d'œufs. Si vous n'avez pas mis de lait, vous pouvez ajouter un filet de vinaigre.

Haricots verts au gras.

Vous les ferez cuire comme les précédens. Faites frire dans une casserole du persil et un ognon hachés fin, avec de bonne graisse; mettez vos haricots, faites revenir dix minutes, mouillez de jus et bouillon, faites bouillir un quart d'heure à petit feu; servez à courte sauce avec une liaison de jaunes d'œufs.

Haricots verts à la maître-d'hôtel.

Faites cuire de la même manière que les premiers. Quand ils sont près d'être retirés de l'eau chaude, vous mettez dans la casserole du beurre frais manié de persi haché fin; faites fondre; retirez vos haricots, faites-les les égoutter promptement, afin qu'ils ne refroidissent pas; mettez-les dans la casserole; sautez-les, et servez sur un plat chaud, avec filet de verjus.

Haricots verts en salade.

Il faut les faire cuire à l'eau comme les précédens, les égoutter et faire refroidir. On les assaisonne quelques heures d'avance de sel, vinaigre; on les couvre soigneusement. Au moment de servir, on leur fait égoutter l'eau qu'ils ont rendue, on ajoute la fourniture et on les assaisonne d'huile.

HARICOTS BLANCS.

Les *haricots blancs nouveaux* doivent être cuits à l'eau bouillante, c'est-à-dire que l'on doit les jeter dans l'eau au moment où elle donne ses premiers bouillons; on y ajoute du sel, on fait bouillir à grand feu; on les retire quand ils sont suffisamment cuits, et on les met égoutter dans une passoire pour les accommoder de telle façon que l'on jugera à propos.

Les *haricots blancs secs* se cuisent de la même façon, à cette différence près que l'on doit les mettre à l'eau froide, et qu'ils sont beaucoup plus de temps à cuire (1). Mais on devra se souvenir de notre observation que les légumes secs sont très-indigestes.

Haricots blancs à la maître-d'hôtel.

Faites cuire comme il est indiqué ci-dessus, et égoutter promptement, afin qu'ils n'aient pas le temps de refroidir; mettez-les dans la casserole avec du beurre très-frais manié de persil et ciboule hachés, sel, filet de verjus; sautez-les et servez sur un plat chaud.

Haricots blancs en salade.

Ils se préparent comme les haricots verts en salade ci-dessus.

On fait de très-bonne soupe avec l'eau dans laquelle les haricots ont cuit.

LENTILLES.

On les choisit larges et d'un beau blond.

______

(1) Cette observation s'applique également aux pois, lentilles et fèves, lorsqu'ils sont secs.

Ce n'est pas un mets léger mais il est nourrissant, et les lentilles dépouillées de leur parchemin sont d'une plus facile digestion, aussi n'indiquons-nous la lentille qu'en purée.

Purée de lentilles.

Vous commencez la cuisson à l'eau froide avec du sel et un ognon. Quand elles sont cuites, vous les passez à la passoire en les mouillant de l'eau de leur cuisson et assaisonnez ensuite la purée avec du beurre et du sel, en la faisant mijoter de manière à achever la cuisson. Ne la servez pas trop épaisse.

CHOUX.

Lorsque le chou est bien cuit, c'est un aliment assez doux, qui se digère, en général, assez bien, et relâche souvent le ventre. Quelques personnes cependant ne peuvent le digérer. Il faut, pour le rendre plus doux, le faire blanchir. Il faut préférer les feuilles blanches et supprimer

les côtes; les feuilles vertes, et par consé-
quent le *chou vert*, sont très-indigestes.

La choucroûte est devenue, par sa préparation, plus facile à digérer, mais les
assaisonnemens la rendent plus excitante.

Ragoût de choux.

Faites bouillir dans l'eau, pendant une
demi-heure, la moitié d'un chou; retirez-
le à l'eau fraîche; pressez-le bien, ôtez
le trognon et les côtes; hachez un peu le
chou, et le mettez dans une casserole
avec un morceau de bon beurre, passez-
le sur le feu, mettez-y une bonne pincée
de farine; mouillez avec assez de bouillon
et de jus pour donner une couleur dorée
à votre ragoût; faites bouillir à petit feu
jusqu'à ce que le chou soit cuit et réduit
à courte sauce; assaisonnez de sel, et servez
dessus la viande que vous jugerez à propos.

Choux à la crème.

Après les avoir lavés, vous les ferez
cuire à l'eau bouillante avec une poignée
de sel; quand ils fléchiront sous les doigts,

vous les retirerez et les presserez; mettez-
les dans une casserole avec du beurre, sel,
une cuillerée de farine; mouillez avec de
la crème.

CHOUX-FLEURS.

Il faut choisir les choux-fleurs blancs,
bien serrés et fermes, sans être mousseux.
Leurs qualités sont à peu près les mêmes
que celles du chou.

Manière de les faire cuire.

Épluchez et lavez-les; jetez-les dans l'eau
bouillante où vous aurez mis du sel; quand
ils fléchissent sous le doigt, ils sont cuits;
retirez-les de l'eau et les mettez égoutter;
ensuite vous les accommodez de l'une des
manières qui va être indiquée.

Choux-fleurs à la sauce blanche.

Faites-les égoutter sans les laisser refroidir, et dressez-les sur un plat, en y versant
la sauce blanche de manière à ce qu'elle
pénètre partout.

Il faut observer que l'on doit les dresser
sur le plat les uns à côté des autres, la fleur

en dessus, de manière à ce qu'ils semblent ne former qu'un seul gros chou-fleur.

Choux-fleurs à la sauce tomate.

Quand ils sont cuits, vous les dressez sur le plat comme les précédens, et vous les couvrez d'une sauce tomate.

Choux-fleurs au jus.

Faites cuire comme ci-dessus, et les faites revenir un moment dans une casserole avec de la graisse et une pincée de farine; ajoutez-y du jus, sel, un peu de bouillon, et les remuez avec précaution pour les casser le moins possible.

Choux fleurs en salade.

On les fait cuire comme les précédens et on les assaisonne d'huile, vinaigre et sel indiqué aux artichauts, page 77.

ARTICHAUTS.

Les artichauts sont un aliment sain et qui se digère facilement.

Manière de les faire cuire.

Coupez la queue et les feuilles de dessous; parez-les en rognant un peu les bouts des feuilles de dessus; faites-les cuire dans l'eau bouillante avec du sel. Quand en tirant une feuille elle se détache facilement, ils sont cuits; on les retire de l'eau, on les met égoutter, et on en ôte le foin.

Artichauts à la sauce blanche.

On les sert très-chauds et bien égouttés, accompagnés d'une sauce blanche servie dans une saucière.

Artichauts au gras.

Coupez en deux de moyens artichauts, ôtez-en le foin et les parez; lorsqu'ils sont cuits à l'eau et sel, mettez des tranches de lard gras dans une casserole, avec une ou 2 tranches de veau, 2 ognons, une carotte, très-peu de thym; arrangez les artichauts sur les bardes et le veau, et mettez sur un feu doux. Quand le veau a pris couleur, mouillez avec de bon bouillon : faites mijoter. Servez les artichauts en turbans, et la sauce que vous avez liée de fécule, au milieu.

Artichauts en fricassée de poulet.

Étant coupés en huit quartiers au moins, faites-les cuire dans l'eau, remettez-les à l'eau

...l fraiche et les accommodez après en fricassée de poulets. Voyez *Fricassée de poulets*, page 46.

Artichauts à l'huile.

Les gros se mangent cuits à l'eau comme nous avons dit en tête de cet article ; on les laisse refroidir et on les sert accompagnés de la sauce suivante, servie daus une saucière.

Sauce à l'huile et au vinaigre convenable pour les artichauts crus et cuits, les asperges, etc., etc.

Prenez 2 jaunes d'œufs durs, écrasez-les dans une saucière et les délayez avec une cuillerée de vinaigre, sel, de la fourniture de salade hachée très-menue, ajoutez 2 cuillerées d'huile ; délayez et servez.

CHICORÉE.

Purée de chicorée.

Lavez, mettez cuire à l'eau bouillante, passez à la passoire. Mettez du beurre frais dans une casserole, la purée, du sel, une cuillerée de farine et du bouillon et du jus,

ou de la crème, gros comme une noisette
de sucre, et servez.

Chicorée blanche.

Elle se mange en salade et sert à faire des
ragoûts. Après l'avoir épluchée et lavée,
faites-la bouillir une demi-heure dans de
l'eau avec du sel. Retirez-la à l'eau fraîche
pour la bien presser et la hacher, mettez-la
ensuite cuire avec un peu de beurre, du
bouillon et du jus; quand elle est cuite,
assaisonnez de bon goût et dégraissez; servez
dessus du mouton rôti, soit épaule, carré
ou gigot.

Si vous voulez la servir en *maigre*, à la
place du bouillon et du jus mettez-y une liaison de jaunes d'œufs et de crème; servez-la
dessous des œufs mollets.

LAITUE.

Laitue en maigre.

La laitue est éminemment douce et rafraîchissante; elle provoque à un sommeil
tranquille.

Après l'avoir lavée, liez-la et la faites cuire

à l'eau bouillante avec du sel; lorsqu'elle est cuite, pressez-la pour l'égoutter, laissez-la entière. Mettez dans une casserole du beurre frais, une cuillerée de farine; délayez-la dans votre beurre, ajoutez la laitue, de la muscade, du sel, filet de vinaigre, laissez bouillir 10 minutes.

Vous pouvez, si vous voulez, supprimer le vinaigre, et mettre du lait ou de la crème, du sucre et une liaison de jaunes d'œufs en servant.

Laitue au jus.

Quand elle est préparée et cuite comme la précédente, vous la mettez dans la casserole avec une pincée de farine, de la graisse et du jus; faites bouillir dix minutes; mouillez de bouillon, et servez.

Laitue hachée en chicorée.

Faites blanchir et cuire des laitues : égouttez et hachez ensuite; mettez un bon morceau de beurre dans une casserole; assaisonnez : mettez sur un fourneau ardent; ajoutez 2 cuillerées de farine et mouillez avec jus ou bouillon.

ROMAINE.

On l'accommode et on la sert exactement des mêmes façons que la laitue dont elle a les qualités.

CARDES POIRÉES ET CARDONS D'ESPAGNE.

C'est un aliment fort doux.

Cardes au blanc.

Choisissez-les épaisses et larges, ne prenez que le bas de la côte, où vous coupez 2 morceaux de la longueur du petit doigt. Mettez-les cuire à grande eau bouillante, avec une cuillerée de vinaigre blanc, du sel et du beurre; couvrez, faites bouillir jusqu'à ce qu'elles cèdent sous le doigt; faites égoutter, et les faites cuire 10 minutes dans une sauce blanche avec une pincée de persil et ciboule hachées; liez de jaunes d'œufs, et servez.

Les *cardons de Tours* s'acccommodent de même. Il faut deux heures de cuisson.

On peut en faire aussi une purée, ou les accommoder *au jus* en place de sauce blanche; quand ils sont cuits, mettez dans une casserole du bouillon, un bouquet, sel,

[laissez bouillir un quart d'heure, mettez vos cardes, du jus, faites bouillir un peu, et liez la sauce avec de la fécule.

CÉLERI.

Le céleri est échauffant , et la cuisson ne détruit qu'une partie de ses qualités excitantes.

On n'emploie que les cœurs et les feuilles blanches : on le fait cuire et on l'assaisonne comme les cardes et cardons.

OSEILLE.

Purée ou *farce d'oseille.*

L'oseille est un aliment sain, agréable et rafraîchissant.

Épluchez de l'oseille, poirée, laitue, belledame, cerfeuil, que vous faites cuire un moment à l'eau bouillante ; retirez et mettez à l'eau froide; hachez. Mettez un morceau de beurre dans une casserole et ensuite votre farce avec une pincée de farine, sel et poivre; mouillez avec du lait et faites mijoter une demi-heure; liez de 2 ou 3 jaunes d'œufs, et servez sur votre farce des œufs mollets ou des œufs durs coupés en deux.

4*

En gras, vous employez de la graisse et du jus avec le beurre, et mouillez de bouillon. Vous prenez le jus de la viande que vous devez servir dessus, soit fricandeau, côtelettes, etc.

ÉPINARDS.

Les épinards sont doux et très-faciles à digérer.

Épluchez et faites cuire vos épinards à l'eau bouillante; retirez-les dans l'eau fraîche, et les pressez pour en faire sortir l'eau; hachez-les et mettez-les dans une casserole avec un bon morceau de beurre; faites bouillir à petit feu un quart d'heure, et ajoutez après un peu de sel, du sucre, de la muscade, une pincée de farine; mouillez avec du lait ou de la crème; faites mijoter encore un quart d'heure et servez. Pour les faire *au gras*, en place de lait ou de crème mettez du bon bouillon ou du jus; et, quand ils sont accommodés de cette façon, servez garnis de croûtons frits.

ASPERGES.

Les asperges forment un aliment doux

et qui n'a rien d'excitant, excepté sur les reins, et alors il est prudent, pour les personnes qui ont des maladies des voies urinaires, de s'en abstenir.

Asperges à la sauce blanche.

Les plus grosses asperges sont les meilleures : après les avoir ratissées et lavées, liez-les par petits botillons que vous déferez pour servir ; mettez-les cuire dans l'eau bouillante avec du sel, retirez-les de l'eau un peu croquantes, et les servez sur la table toutes chaudes, avec une bonne sauce blanche, mise à part dans une saucière.

Asperges en petits pois.

Pour les manger aux petits pois, cassez-les en petits morceaux, faites-les bouillir dans l'eau ; mettez-les ensuite égoutter, et accommodez comme les petits pois, page 64.

Asperges à l'huile.

Elles se mangent aussi froides, avec la même sauce à l'huile, indiquée pour les artichauts, page 77.

HOUBLON.

Les premières pousses de houblon se servent au printemps en place d'asperges, et se cuisent de la même manière. Elles offrent l'avantage de ne pas produire d'excitation sur les voies urinaires.

CONCOMBRES.

Très-rafraîchissans et peu nourrissans.

Pelez-les et les fendez en quatre, épluchez-les de leurs graines et les coupez par morceaux longs comme le petit doigt; jetez-les dans l'eau bouillante avec du sel; ils sont bientôt cuits; retirez-les et les mettez égoutter dans une passoire pour les assaisonner tout chauds d'une des manières suivantes.

Concombres à la maître-d'hôtel.

Mettez dans une casserole du beurre manié de persil, ciboule hachés, sel et poivre; faites-y sauter vos concombres et les servez sur un plat chaud. Le poivre dont dont nous ne faisons pas d'usage ailleurs, est nécessaire ici, comme dans le potiron, pour aider à la digestion.

Concombres à la poulette.

Mettez dans une casserole du beurre manié de farine ; mouillez de crème ou de
bouillon ; faites-y sauter vos concombres
et liez la sauce avec deux jaunes d'œufs,
hors du feu, filet de vinaigre.

Concombres farcis.

Coupez un bout du côté de la queue et
videz l'intérieur avec la queue d'une fourchette ; pelez-les. Vous avez préparé une
farce de viandes, ou de poisson, dont vous
les farcissez. Rebouchez-le avec les bouts
que vous en avez ôtés en les faisant tenir
avec des brochettes de bois. Enveloppez-les
chacun d'un linge ; mettez-les dans une
casserole large avec du beurre, un bouquet
garni, du bouillon ; faites mijoter deux
heures ; retirez-les, faites réduire le mouillement ; liez avec de la farine de pommes-
de-terre, et servez sous les concombres.

POTIRON, CITROUILLE, GIRAUMON.

Comme les concombres, très-rafraîchissans et peu nourrissans.

Épluchez et coupez par morceaux que

vous jetez dans l'eau bouillante avec du sel ; faites-les cuire assez pour qu'ils puissent passer en purée à la passoire ; mettez fondre dans une casserole un morceau de beurre, un verre de crème ; ajoutez la purée de potiron, poivre, sel, une pincée de farine ; faites mijoter un quart d'heure ; liez de jaunes d'œufs et servez.

NAVETS.

Navets à la poulette.

Doux et rafraîchissans quand ils sont jeunes ; ils ne pèsent pas sur l'estomac ; mais ils sont très-venteux.

Donnez-leur telle forme que vous voudrez, comme olives, mais plus gros, ou amandes ; mettez à mesure dans de l'eau, ensuite, égouttez ; faites fondre un bon morceau de beurre, sautez avec vos navets, sans leur laisser prendre couleur ; ajoutez deux petites cuillerées de farine, sel ; mêlez le tout en sautant toujours ; mouillez avec du bouillon ou de l'eau ; faites cuire doucement. Si la sauce était longue, il faudrait la faire réduire ; ajoutez une liaison de quatre jaunes d'œufs en servant, et un peu de sucre.

Navets glacés en forme de poires, ou artichauts.

Prenez de gros navets tendres, et point creux; pilez-les et donnez-leur la forme; faites-les blanchir dix minutes à l'eau bouillante. Beurrez le fond d'une casserole, placez-y vos navets, assaisonnez, et ajoutez du sucre en poudre, trois cuillerées à dégraisser de jus clair; faites un rond de papier, que vous beurrez et mettez sur vos navets, faites-les aller en commençant un peu vite, et ensuite doucement, feu dessus et dessous. Étant cuits, dressez - les comme une compote de poires ou un plat d'artichauts, et le jus dessous.

Purée de navets.

Coupez-les très-minces et les faites blanchir, et ensuite égoutter : mettez-les à la casserole avec un bon morceau de beurre, du sel, et laissez-le mijoter 5 à 6 heures sur un feu très-doux avec du jus si vous en avez. Ils sont alors en purée et vous les servez.

Ainsi cuits, ils peuvent se servir sous des viandes rôties.

Navets aux pommes-de-terre.

Prenez des navets de Freneuse; faites-les cuire à l'eau bouillante avec des petites pommes-de-terre longues; retirez-les avec précaution et les dressez sur le plat; faites fondre à la casserole un morceau de beurre frais; mêlez-y de la moutarde, versez sur le plat et servez.

Navets au jus.

Coupez vos navets par morceaux; faites-les roussir dans du beurre; mouillez avec du bouillon et du jus : assaisonnez; faites-les cuire à petit feu, et servez à courte sauce.

CAROTTES.

Les carottes sont rafraîchissantes ; et elles ne digèrent pas aussi bien chez les personnes faibles que l'on pourrait croire.

Ratissez et lavez vos carottes, mettez-les blanchir à l'eau bouillante, coupez-les en filets, passez-les au feu avec un morceau de beurre, sel, persil haché, faites-les cuire et mouillez avec du lait; quand la cuisson est faite, liez des jaunes d'œufs, et servez.

Si c'est au gras, mettez-les dans une casserole avec des tranches de lard, persil, ciboules, sel; mouillez avec du bouillon et du jus; faites cuire et réduire à courte sauce; servez le tout ensemble.

Carottes à la poulette.

Ratissez et coupez-les par tranches; mettez-les cuire à l'eau bouillante; sel, beurre ou graisse de volaille; quand elles seront cuites, égouttez, mettez un morceau de beurre dans une casserole avec 2 cuillerées de farine, que vous mêlez avec le beurre : assaisonnez, et mouillez avec du bouillon ou de l'eau; quand votre sauce sera liée, ajoutez vos carottes, et une liaison de jaunes d'œufs et un peu de sucre.

Carottes aux fines herbes.

Faites cuire comme les précédentes; égouttez; mettez un morceau de beurre dans une casserole avec 2 cuillerées de farine, et ajoutez persil haché; assaisonnez, mouillez avec jus ou bouillon; laissez un peu bouillir votre sauce : ajoutez vos carottes, un jus de citron, et servez.

BETTERAVES.

Saines et faciles à digérer, mais peu nourrissantes.

Elles se font cuire dans l'eau ou au four; elles se mangent en salade et en fricassée. Pour les fricasser, quand elles sont cuites et coupées en tranches, mettez-les dans une casserole, avec du beurre, persil, ciboules hachés, une pincée de farine, du vinaigre, sel; faites-les bouillir un quart d'heure. On les sert encore à la sauce blanche.

SALSIFIS OU SCORSONÈRES.

Les salsifis sont blancs, et se récoltent la 1re. année. Les scorsonères sont noires, et ne se récoltent que la 2e. année : elles sont plus tendres et préférables.

Ces deux racines sont douces, rafraîchissantes, légères à digérer et sans aucun principe qui puisse les rendre excitantes ou venteuses.

Salsifis ou scorsonères frits.

Ratissez-les, et jetez-les, à mesure que vous les préparez, dans une casserole où vous aurez mis de l'eau et du vinaigre : retirez-les et faites-les cuire dans beaucoup d'eau, en les y jetant lorsqu'elle bout, avec un peu de sel et une cuillerée de farine ; quand ils sont cuits, égouttez-les et faites-les mariner dans une terrine, avec sel, vinaigre, un moment avant de vous en servir ; ensuite farinez-les, faites frire de belle couleur, et servez.

Salsifis à la poulette.

Ratissez-les et les mettez à mesure dans l'eau froide avec un peu de vinaigre ; délayez 2 cuillerées de farine avec de l'eau, mouillez avec eau bouillante, assaisonnez et ajoutez vos salsifis ; quand ils seront cuits, égouttez, faites une sauce à la poulette comme pour les carottes, et liez avec jaunes d'œufs ; ajoutez vos salsifis et le jus du citron ; servez.

Salsifis à la sauce blanche.

On les fait cuire dans l'eau comme les

Observez que la marmite doit être de fer, afin qu'elle ne se casse pas lorsque vous remettez vos pommes-de-terre cuire à sec.

Pommes-de-terre à la maître-d'hôtel.

Faites cuire vos pommes-de-terre dans l'eau et les pelez; coupez-les par tranches, et mettez-les ensuite dans une casserole avec beurre frais, persil et ciboules hachés, sel, un filet de vinaigre; faites chauffer et servez; en place de beurre vous pouvez mettre de l'huile; quand elles sont très-petites, on peut se dispenser de les couper par tranches.

Pommes-de-terre à l'anglaise.

Vous laverez bien des pommes-de-terre; vous les ferez cuire dans de l'eau et du sel, et vous les éplucherez : quand elles seront cuites, vous mettrez tiédir un bon morceau de beurre dans une casserole; vous coupez les pommes-de-terre en tranches, et vous les placez dans le beurre avec du sel, vous sautez vos tranches de pommes-de-terre dans le beurre : ne laissez pas tourner le

beurre en huile, et servez-les sur un plat
très-chaud.

Pommes-de-terre à la sauce blanche.

Faites cuire vos pommes-de-terre dans
l'eau; pelez-les le plus chaudes qu'il est possible; coupez-les ensuite par tranches; arrangez-les sur le plat que vous devez servir,
et versez dessus une sauce blanche faite,
s'il est possible, avec de la farine de pommes-de-terre.

Pommes-de-terre à la crème.

Vous mettez un bon morceau de beurre
dans une casserole, plein une cuillère de
farine, du sel, du persil et de la ciboule
bien hachés; vous mêlerez le tout ensemble,
vous y mettrez un verre de crème, vous pla-
cerez la sauce sur le feu, et vous la tournerez
jusqu'à ce qu'elle bouille; vos pommes-de-
terre étant cuites et pelées, coupez-les en
tranches, et mettez-les dans votre sauce :
servez-les bien chaudes.

Pommes-de-terre à l'étuvée.

On les fait cuire dans l'eau; on les pèle,

on les coupe par tranches, on les met dans
une casserole avec du beurre, du sel, persil
et ciboule hachés, un peu de farine; mouillez ensuite avec du bouillon gras ou maigre,
un bon verre de vin, plus ou moins, selon
la quantité; et servez à courte sauce, quand
le tout est bien assaisonné.

Pommes-de-terre en purée.

Prenez des pommes-de-terre jaunes;
faites-les cuire sous la cendre, pelez-les et
passez-les à travers la passoire, mettez-les
dans une casserole avec un demi-quarteron
de beurre très-frais, du sel; remuez et
mouillez avec du lait jusqu'à ce que la purée
soit au degré convenable; faites bouillir un
instant sans laisser attacher; servez. On
peut y mettre du sucre.

Pommes-de-terre farcies.

Prenez 8 grosses pommes-de-terre, lavez-
les et pelez-les; fendez-les en long par le
milieu; creusez-les adroitement avec un
couteau ou une cuillère, jusqu'à ce qu'elles
soient réduites à l'épaisseur de 2 gros sous.

Prenez deux pommes-de-terre cuites sous la cendre, 2 échalotes hachées, gros comme un œuf de beurre, un petit morceau de lard gras et frais, une pincée de persil et ciboule hachés ; pilez le tout avec peu de sel ; formez-en une pâte liée, beurrez l'intérieur des pommes-de-terre ; emplissez-les de cette pâte ; que le dessus soit bombé ; garnissez le fond d'une tourtière avec du beurre frais ; arrangez vos pommes-de-terre dessus ; placez sur un feu modéré ; couvrez du four de campagne ; au bout d'une demi-heure, si le dessous et le dessus des pommes-de-terre est rissolé, servez.

Gâteau de pommes-de-terre.

Faites cuire 12 pommes-de-terre jaunes dans la cendre, épluchez et mettez-les dans une casserole, avec un peu de sel, citron en écorce râpé ; remuez bien sur le fourneau, et mettez un morceau de beurre frais ; ajoutez un peu de crème toujours en remuant, et du sucre, laissez un peu refroidir, et ajoutez un peu d'eau de fleurs d'oranger, 8 œufs,

4 entiers et 4 jaunes, et battez ensemble ; mêlez avec votre purée. Beurrez un moule, et enduisez-le de mie de pain : mettez votre composition et posez votre moule sur la cendre rouge, le four de campagne dessus, laissez cuire 3 quarts d'heure.

Pommes-de-terre en galette.

Prenez 12 pommes-de-terre longues, rouges, cuites sous la cendre ; pelez-les ; mettez-les chaudes dans une terrine avec un quarteron de beurre, sel, un verre de lait ; broyez jusqu'à ce que le beurre soit mêlé et fondu. Garnissez le fond d'un plat qui aille au feu, d'une légère couche de beurre, versez vos pommes-de-terre dessus ; étendez-les de l'épaisseur de 2 doigts ; unissez le dessus ; marquez-les en losanges avec le dos d'un couteau ; posez le four de campagne chaud et plein de braise sur votre plat ; point de feu dessous. Quand le dessus est doré et forme une croûte, servez. Il faut environ 10 minutes.

Pommes-de-terre en pyramide.

Faites-les cuire à l'eau ; épluchez ; écrasez, comme pour en faire une purée ; mettez dans une casserole avec un petit morceau de beurre et un peu de sel fin; mouillez de bon lait laissez-les sécher; à mesure qu'elles se dessèchent, mouillez-les de nouveau; faites cuire et laissez prendre la consistance nécessaire pour les dresser en pyramide sur le plat, unissez bien cette pyramide, et faites-lui prendre couleur sous le four de campagne; servez chaud.

Pommes-de-terre frites.

Vous coupez vos pommes-de-terre crues par tranches; vous les jetez dans une friture bien chaude; quand elles sont bien cassantes et de belle couleur, vous les retirez, les saupoudrez de sel fin, et servez chaud.

Pommes-de-terre sautées au beurre.

Vous ôtez la pelure des pommes-de-terre crues; coupez-les en tranches rondes et minces; mettez un bon morceau de beurre dans une casserole, posez-la sur un feu ardent; ajoutez-y les pommes-de-terre, sautez-les toujours jusqu'à ce qu'elles soient blondes; alors vous les égouttez dans une passoire, vous les saupoudrez de sel fin, et vous les arrangez sur le plat sans autre assaisonnement.

Pommes-de-terre en salade.

Lorsqu'elles sont cuites et pelées, on les coupe et on les assaisonne avec de l'huile, du vinaigre, du sel et des fines herbes : à la place de l'huile on peut mettre du beurre et de la crème.

Boulettes de pommes-de-terre.

Étant cuites et épluchées, vous les pilez dans un mortier : quand elles tiennent fort au mortier, mettez un bon morceau de beurre et pilez, mettez deux cuillerées de crème cuite et pilez, une cuillerée de sucre en poudre et pilez encore, du sel et 2 ou 3 œufs entiers l'un après l'autre : pilez encore ; que votre pâte soit plutôt ferme que claire, sans être trop dure. Saupoudrez de farine une table sur laquelle vous placez votre pâte et formez vos boulettes de la grosseur d'un petit œuf ; roulez-les dans la farine. Mettez dans la casserole un bon morceau de beurre, et y placez vos pommes-de-terre quand il est bien chaud sans être noir.

Quand elles ont pris couleur d'un côté, on les retourne de l'autre, et on les sert sans sauce ni autre accompagnement.

TOPINAMBOURS.

Ce tubercule se rapproche beaucoup de l'artichaut pour le goût et les qualités alimentaires.

On les fait cuire à l'eau salée comme les pommes-de-terre, et on les mange avec une sauce blanche, ou à la maître - d'hôtel, ou en salade.

Étant cuits et pelés, on les coupe par quartiers et on les fait frire. On les coupe en dés et on en met dans les ragoûts en place de culs d'artichauts.

ŒUFS.

Par les qualités alimentaires, le blanc et le jaune des œufs diffèrent presque autant que par les qualités extérieures.

Le *blanc*, mangé cru sortant de la coquille, pèse sur l'estomac, parce que l'albumine qui le forme étant contenue dans les membranes entières, il en ré-

sulte une masse que l'estomac n'attaque
pas facilement ; cependant, quelques personnes le mangent ainsi sans incommo-
dité, ce qui tient peut-être à ce qu'elles
l'avalent encore chaud au moment où
l'œuf vient d'être pondu. Quand le blanc
d'œuf est un peu battu, il est moins indigeste, mais peut encore nuire par sa
viscosité.

En le faisant cuire très-peu, ce qu'on
appelle *en lait*, les membranes sont dé-
truites, et il se digère bien plus aisément ;
mais on ne peut lui donner cet état laiteux
que dans des œufs très-frais, bien pleins,
et que l'on cuit *à la coque*.

Il est généralement connu que plus le
blanc d'œuf cuit, plus il est dur. A l'état
d'œuf dur, il prend une odeur sulfureuse
d'autant plus prononcée, qu'il est moins
frais et plus cuit.

Le *jaune d'œuf* se compose d'une matière semblable au blanc, mais qui est
mise dans un état particulier par le mélange d'une huile grasse et d'une matière

colorante jaune. En battant le blanc et le jaune , c'est le blanc qui paraît dissous , puisque le mélange conserve plus des qualités du jaune. Ce dernier, soit cru, soit trop cuit , est moins bien digéré qu'à l'état de demi-cuisson ; mais sous ces trois formes , c'est toujours un meilleur aliment que le blanc. Il se gonfle dans l'estomac , nourrit bien , fournit peu d'excrémens , et , par ce motif , passe pour échauffer, resserrer.

Ces qualités sont celles des œufs entiers , quoiqu'à un moindre degré , et la meilleure manière de les manger consiste à faire un mélange du blanc et du jaune avant de les cuire. Il en résulte que le blanc ne devient pas dur comme en le cuisant seul , et que l'*omelette*, par exemple , loin d'être ferme et compacte , est molle et forme un aliment bien plus sain que les *œufs* dits *sur le plat*, où les bonnes qualités du jaune ne remédient pas aux inconvéniens du blanc, qui est toujours durci complétement. De même dans *l'œuf à la coque*, surtout s'il est un peu trop cuit, on fera bien de broyer le jaune avec la portion de blanc qui reste cuite à l'état de lait, de ne manger que ce mélange, et de laisser tout le blanc durci qui tient après la coquille.

Les œufs sont d'autant meilleurs, qu'ils sont plus frais et cuits à point. A cet état, ils sont plus doux, nourrissent beaucoup, fortifient, se digèrent aisément, et conviennent aux convalescens qui ont déjà pris une nourriture plus légère.

Quand ils sont conservés, ils sont moins bons et surtout plus échauffans, à cause du gaz sulfureux qui s'y développe. Enfin, quand ils sont trop gardés, il est peu d'alimens plus désagréables, et qui puissent devenir plus putréfactifs.

Après la viande rien ne fournit une plus grande diversité de mets; pour s'assurer s'ils sont frais, présentez-les à la lumière : s'ils sont clairs et transparens, c'est un indice sûr; quand ils sont piqués, mettez-les au rang des vieux, et s'ils ont une tache qui tient à la coquille, c'est une preuve qu'ils sont gâtés.

OEufs à la coque.

Quand l'eau bout, mettez-les dedans; re tirez-les du feu, couvrez-les 5 minutes pour les laisser faire leur lait, retirez-les de l'eau et servez-les dans une serviette; de cette manière on est toujours sûr de réussir.

OEufs sur le plat, dits au miroir.

Étendez un peu de beurre sur un plat qui aille au feu; cassez vos œufs dessus avec sel; faites cuire à petit feu, passez la pelle rouge et servez.

OEufs au miroir aux asperges.

Coupez de petites asperges en petits pois, n'en prenez que le tendre; faites-les cuire un quart d'heure à l'eau bouillante; mettez-les après dans une casserole avec un bouquet de persil, ciboule, un morceau de beurre; passez-les sur le feu; mettez-y une pincée de farine; mouillez avec un peu d'eau; faites cuire; assaisonnez avec un peu de sel, et très-peu de sucre; la cuisson faite et plus de sauce, mettez-les dans le fond du plat que vous devez servir ; cassez dessus des œufs que vous assaisonnez de sel, faites cuire sur le feu, passez la pelle rouge ; servez les jaunes mollets.

OEufs mollets.

Pochez vos œufs, c'est-à-dire, cassez des œufs frais, bien mirés, dans l'eau bouillante avec une cuillerée de vinaigre, ou, ce qui vaut mieux, faites bouillir de l'eau dans une casserole, dans laquelle vous mettez le nombre d'œufs que vous jugez à propos ; laissez bouillir cinq minutes, et retirez-les promptement dans l'eau fraîche ; ôtez-en doucement les coquilles pour ne pas rompre le blanc. Par ce moyen vous avez des œufs mollets flexibles sous le doigt ; vous les servez entiers avec une sauce blanche, toutes sortes de ragoûts, ou de jus. Le meilleur est une farce d'oseille.

Des œufs frits.

Quand votre friture est bien chaude, cassez dedans les œufs un à un pour les faire frire ; faites en sorte qu'ils soient bien ronds en les retournant dans la poêle, et ne laissez point durcir le jaune. Vous servirez ces œufs de la façon qu'il est dit pour les *œufs mollets*, mêmes sauces ou ragoûts.

OEufs aux fines herbes.

Mettez dans une casserole persil, ciboule, échalote, le tout haché, sel, un demi-verre de vin blanc, un morceau de beurre manié de farine ; faites bouillir sur le feu un demi-quart d'heure ; la sauce étant liée comme il faut, dressez sur le plat des œufs frais mollets, mettez la sauce dessus ; poudrez après avec de la chapelure de pain bien fine : servez chaudement.

OEufs brouillés.

Si vous voulez les faire au naturel, mettez simplement les œufs dans une casserole avec un peu de beurre, et assaisonnez ; faites-les cuire sur un fourneau, en les remuant toujours. Quand ils sont cuits, servez-les promptement. En maigre, mettez-y une cuillerée de crème et les faites de la même façon. Pour les faire avec quelque ragoût de légumes, soit *céleri, laitue, chicorée*, pointes d'*asperges*, il faut que le ra-

goût soit fini comme si on était prêt à le
servir; hachez-les fort menus; mettez dans
vos œufs, et les brouillez comme les autres. Si c'est *au verjus*, après avoir fait
cuire les grains dans l'eau un moment, vous
les garderez pour en faire un cordon autour des œufs.

OEufs au verjus.

Faites fondre dans une casserole une
cuillerée de graisse, avec un peu de beurre
manié de farine; lorsque le tout sera fondu,
et commencera à devenir blond, ajoutez-y
un demi-verre de jus; liez votre sauce, et
y jetez alors huit ou dix œufs bien battus
avec du verjus; tournez-les continuellement avec une fourchette pour les
brouiller, sur un feu doux, en observant
de n'y mettre que peu de verjus, car son
acidité augmente en cuisant.

OEufs aux petits pois.

Faites cuire des petits pois verts dans du
bouillon; lorsqu'ils seront cuits bien moelleux, ajoutez-y quelques croûtons frits;
cassez-y des œufs avec sel et poivre, et les

faites cuire sur un feu doux : feu dessus et dessous, pour les cuire bien également.

OEufs farcis.

Faites durcir huit œufs, ôtez la coquille ; coupez-les en deux en travers par le milieu ; ôtez les jaunes, que vous mettez dans une terrine avec un quarteron de beurre frais, fines herbes, sel fin, un peu de mie de pain dans du lait ; écrasez le tout ensemble. Servez-vous de cette farce pour remplir les blancs, plus que pleins. Prenez un plat ou une tourtière ; beurrez le fond, et le garnissez d'une mince épaisseur de farce ; arrangez en-dessus vos seize moitiés d'œufs, le rond en dessous. Couvrez du four de campagne bien chaud ; laissez un quart d'heure et servez.

OEufs à l'eau.

Prenez une casserole, mettez dedans une chopine d'eau, un peu de sucre, de l'écorce de citron vert ; faites bouillir un quart d'heure à petit feu ; mettez ensuite refroidir, et cassez dans une autre casserole sept jaunes d'œufs ; délayez les jaunes d'œufs avec ce que vous avez mis refroidir et une cuillerée d'eau de fleurs d'oranger; passez ensuite au tamis, et faites cuire au bain-marie dans le plat que vous devez servir. Pour être bien faits, ils doivent être un peu tremblans, sans avoir de l'eau dans le fond : cela dépend du plus ou du moins que vous mettrez de jaunes d'œufs.

OEufs au lait.

Prenez six œufs que vous délayez avec un demi-quarteron de sucre et une chopine de lait; mettez le tout dans le plat creux que vous devez servir; faites cuire trois quarts d'heure au bain-marie; saupoudrez de sucre en poudre; passez la pelle rouge dessus, et servez chaud ou froid.

Autres œufs au lait.

Faites bouillir une chopine de lait avec écorce de citron ou vanille et du sucre, un peu de sel; lorsqu'il bout, versez-le dans un plat où vous aurez bien battu six œufs; remuez bien le tout ensemble; mettez cuire au bain-marie; couvrez d'un couvercle de cuivre ou de fer, avec du feu dessus. Quand cela est pris, saupoudrez de sucre en poudre et passez la pelle rouge dessus ; servez froid.

OEufs au lait renversés.

Battez six blancs d'œufs que vous mêlez ensuite avec les jaunes ; faites bouillir une chopine de lait que vous verserez dans les œufs après les avoir laissés reposer un moment ; ajoutez deux cuillerées d'eau de fleurs d'oranger. Mettez dans une casserole un demi-quarteron de sucre, un demi-verre d'eau ; laissez cuire jusqu'à ce qu'il soit d'une belle couleur dorée ; versez trois cuillerées de ce caramel dans un *moule* ou *casserole sans queue ;* tournez-le de manière à ce qu'il en soit garni partout, et laissez-le refroidir. Versez dans ce moule le lait et les œufs ; faites cuire au bain-marie. Lorsqu'il est cuit, mettez le moule dans l'eau froide ; lorsque le lait est froid, renversez le moule et ne l'enlevez qu'au moment de servir.

Ce *moule* en cuivre étamé sert aussi pour les gâteaux de riz, de pommes-de-terre, et autres choses que l'on est obligé de faire cuire au bain-marie, les queues des casseroles empêchant de couvrir.

OEufs à la neige.

Prenez une chopine de lait, deux cuillerées à bouche d'eau de fleurs d'oranger, un demi-quarteron de sucre; mettez le tout dans une casserole, et faites bouillir; prenez six œufs; séparez les jaunes des blancs; battez les blancs en neige; quand votre lait a bouilli, mettez dedans vos œufs en neige par cuillerées; retournez-les avec une écumoire pour faire cuire de tous les côtés; quand ils sont cuits, retirez-les et dressez-les sur le plat que vous devez servir; faites lier le lait sur le feu avec vos jaunes d'œufs délayés dans une cuillerée de lait; versez sur vos œufs à la neige; laissez refroidir et servez.

Omelettes aux fines herbes.

Prenez des œufs que vous mettez dans

une terrine avec sel fin, persil, ciboules hachés très-fin; battez bien les œufs; faites fondre du beurre dans une poêle, mettez dedans les œufs; faites cuire l'omelette; ayez soin qu'elle soit d'une belle couleur en dessous; pliez-la en deux dans le plat que vous devez servir.

Celles que l'on fait servir sur une farce *d'oseille*, *laitue* ou *chicorée*, se font différemment. Vous ferez ces ragoûts en maigre; comme il est dit à chaque article de ces herbes; vous les dresserez dans le plat que vous devez servir, et mettrez dessus une omelette où il n'y aura que des œufs et du sel.

Omelette au pain.

Mettez dans une casserole une demi-poignée de mie de pain avec un verre de crème, sel, un peu de muscade; quand le pain a bu toute la crème, cassez-y des œufs et les battez ensemble pour en faire une omelette.

Omelette aux croûtons.

Faites griller des tranches de mie de

pain que vous coupez en dés ; faites-les revenir et cuire dans la casserole avec du jus ; on peut y entremêler des filets de volaille ou perdrix ; vos croûtons étant cuits bien moelleux, battez des œufs, et y mélangez vos croûtons, et les filets, si vous en avez mis ; faites cuire votre omelette à la poêle, roulez-la et la servez dans un plat chaud.

Omelette au sucre.

Battez d'abord séparément les blancs de six œufs ; mêlez aux jaunes quelque peu d'écorce de citron coupée très-mince, ajoutez les jaunes aux blancs, et battez bien le tout ensemble, y joignant un peu de crème et très-peu de sel ; mettez alors votre omelette dans la poêle, sucrez-la dans la poêle, renversez-la sens dessus dessous sur une assiette, et mettez-la dans un plat : alors vous en couvrez la superficie de sucre en poudre, et passez la pelle rouge dessus ; servez chaud.

Omelette aux confitures.

Prenez six œufs dont vous battez d'abord

les blancs séparément ; mêlez aux jaunes un peu d'écorce de citron coupée très-mince ; ajoutez ensuite les jaunes aux blancs, et battez bien le tout ensemble, en y mêlant un peu de crème, deux cuillerées de confiture ou marmelade de pommes, d'abricots, gelée de groseilles, etc., comme vous le jugerez à propos, et finissez comme il est indiqué pour l'omelette au sucre.

Omelette soufflée.

Cassez six œufs ; séparez les blancs des jaunes ; mêlez les jaunes avec quatre onces de sucre râpé, le zeste de la moitié d'un citron haché très-fin ; fouettez vos blancs d'œufs, mêlez-les ensuite avec les jaunes ; faites fondre sur un feu un peu vif un demi-quarteron de beurre dans un plat qui aille sur le feu ; quand il est fondu, mettez dedans les œufs ; posez sur le plat votre four de campagne très-chaud, faites cuire cinq minutes ; saupoudrez de sucre et servez chaud, sans perdre une minute.

ENTREMETS SUCRÉS.

Voyez aussi pour les entremets sucrés, l'article Œufs.

Charlote de pommes.

Pelez et épluchez vingt pommes de reinette que vous coupez par morceaux ; mettez-les dans une casserole où vous avez fait fondre un morceau de beurre et ajoutez du sucre et de la cannelle : faites feu dessus et dessous ; en ne les remuant pas, elles ne s'attacheront pas ; quand elles seront fondues, passez-les en purée et faites un peu réduire sur le feu sans laisser attacher. Taillez des mies de pain en croûtons en cœur, dont vous garnissez le fond d'un moule sans qu'il y ait de jour entre, la pointe des cœurs au centre : garnissez aussi de croûtons le tour. Tous ces croûtons se trempent dans du beurre fondu. Placez votre marmelade dedans par lits, et ajoutez entre chaque lit un lit de marmelade d'abricots ; recouvrez-la d'un couvercle de tranches de pain très-minces, et faites cuire avec feu dessus et dessous ; vingt minutes suffisent pour prendre couleur ; servez chaud.

Charlote russe aux pommes.

On dispose des biscuits de la même façon que pour la charlote russe. On a fait cuire des pommes au beurre que l'on coupe par moitié ou en quartier, et dont on garnit avec soin le tour du moule en dedans des biscuits, en laissant, si l'on veut, un creux au milieu, que l'on remplit de confitures de groseilles.

Pommes au beurre.

Prenez des pommes autant qu'il en pourra tenir sur la tourtière, pelez-les et les videz avec une videlle de ferb-lanc ; ayez soin de ne pas les endommager. Coupez des morceaux de mie de pain rassis, à la grandeur de vos pommes. Beurrez la tourtière et y placez le pain et les pommes dessus ; emplissez le vide de chaque pomme avec du sucre, et terminez en-dessus par un morceau de beurre bien frais. Placez votre tourtière sur un feu doux, et le four de campagne dessus ; vous en renouvelez le feu s'il est nécessaire : vous remettez aussi plusieurs fois du sucre râpé dans les pommes, et aussi toujours du beurre. Il faut que le feu soit très-doux dessus et dessous pour les maintenir fermes, et qu'elles ne baissent pas, et encore pour que le pain ne brûle pas. On les sert toutes chaudes sur leur pain, et arrosées du beurre et de leur jus.

Beignets de pommes, abricots et péches.

Prenez des pommes de reinette que vous coupez en rond ; ôtez la peau et les pepins ; parez-les proprement ; faites-les mariner deux ou trois heures dans l'eau-de-vie, sucre en poudre et zeste de citron ; quand elles ont bien pris goût, faites-les égoutter et passez-les dans la farine, faites frire de belle couleur ; dressez-les et saupoudrez de sucre. Les beignets de pêches et d'abricots se font de la même manière. On coupe les abricots et les pêches en deux : il faut peler les pêches. Ces fruits s'emploient fermes et peu mûrs.

Les beignets en pâte sont lourds à l'estomac.

Beignets de bouillie.

Faites une bouillie épaisse, sucrée, et à la fleur d'oranger; laissez refroidir à moitié et ajoutez quatre jaunes d'œufs; versez-la sur des plats de l'épaisseur convenable à des beignets et la laissez refroidir plusieurs heures. Coupez vos beignets en losanges : trempez dans l'œuf battu où vous avez mis du sucre et du zeste de citron, panez deux fois; faites frire.

Pain perdu.

Faites bouillir un demi-setier de lait et réduire à moitié avec un peu de sucre, une pincée de sel, une demi-cuillerée d'eau de fleurs d'oranger, une pincée de citron vert haché : ayez des mies de pain coupées de la grandeur d'un petit écu et beaucoup plus épaisses; mettez-les dans le lait pour les faire tremper un petit moment; quand elles seront toutes imbibées, mettez-les égoutter ; trempez dans l'œuf

battu , et faites frire ; servez-les saupou-
drées de sucre.

Soupe dorée.

Battez des œufs assaisonnés comme pour
une omelette simple ; jetez-y des tranches
de pain ordinaire avec la croûte , épaisses
de la moitié du doigt ; laissez tremper un
bon quart d'heure, faites frire vos tranches
comme des beignets dans une friture ;
quand elles sont dorées ; servez bien chaud,
saupoudré de sel.

Gâteau de riz.

Prenez une demi-livre de riz et le faites
blanchir : faites cuire et mouillez peu à peu
avec une chopine de crème , mettez le zeste
d'un citron, un peu de sel , du sucre. Quand
il sera crevé et bien épais, retirez l'écorce
de citron , laissez refroidir ; ajoutez un
morceau de beurre frais, fleur d'oranger,
six à huit œufs battus dont vous avez supprimé la moitié des blancs ; mêlez le tout.
Enduisez un moule de beurre et de mie de
pain. Versez dedans votre appareil ; faites

cuire trois quarts d'heure au four ou sous le four de campagne.

Beignets de riz.

Coupez des restes du gâteau ci-dessus en rond ou en losange ; trempez-les dans la pâte à frire ; faites frire et glacez-les, si vous voulez, avec du sucre râpé et le four dessus.

Croquettes de riz.

Faites crever un quarteron de riz, et le préparez comme pour le gâteau ci-dessus ; mais, au lieu de le mettre dans un moule, vous en faites des boulettes, que vous trempez dans de l'œuf battu et sucré : panez-les, retrempez-les, repanez-les et faites frire.

Soufflé de riz.

Faites blanchir demi-livre de riz et ensuite crever avec de la crème, sucre, peu de sel ; étant bien cuit, passez-le au tamis ; mettez cette purée dans une casserole avec six jaunes d'œufs, un peu de fleur d'oranger, zeste de citron, gros comme un petit œuf de beurre ; mêlez - y aussi les blancs battus en neige. Faites chauffer le four de campagne, beurrez un moule dont vous garnissez les bords de bandes de papier beurré pour soutenir ce soufflé quand il montera : versez-y votre composition et placez sur la cendre rouge, le four chaud dessus vingt minutes, chaleur modérée. Servez à l'instant.

Soufflé de pommes-de-terre.

Il se fait comme celui au riz : quatre onces de fécule, chopine de crème et six œufs.

Crème au chocolat.

Pour quinze pots, mettez dans une casserole une demi-livre de chocolat, mouillez d'un peu de lait et faites cuire dix minutes. Retirez du feu : ajoutez une pinte de lait bouillant, ou de crème. Vous avez un peu battu huit jaunes d'œufs auxquels vous ajoutez deux blancs battus en neige : mêlez le tout et passez dans un linge. Versez dans les pots ou sur un plat, faites prendre au bain-marie, laissez refroidir et servez.

Il est mieux de servir les crèmes dans des petits pots faits pour cela. On colore le dessus avec du caramel étendu sur la barbe d'une plume. On peut aussi les couvrir de nonpareille.

Crème à la vanille.

Prenez une pinte de lait, un gros de vanille que vous coupez en petits morceaux, une demi-livre de sucre ; faites bouillir pendant un quart-d'heure ; retirez du feu et passez au tamis ; mettez ensuite dedans trois blancs d'œufs et six jaunes, après les avoir bien battus ensemble ; dressez dans le plat que vous devez servir , mettez-le sur une casserole pleine d'eau bouillante , et l'y laissez jusqu'à ce que la crème soit prise ; glacez avec du sucre et la pelle rouge ; laissez refroidir et servez.

Crème au citron.

Elle se fait comme celle à la vanille, en employant du zeste de citron.

Crème au café.

Prenez une pinte de lait que vous faites bouillir un bon quart d'heure avec 2 onces de café brûlé et autant de café cru concassé, et zeste d'un citron ; laisser reposer un quart d'heure pour éclaircir ; passez au tamis et ajoutez une demi-livre de sucre en poudre, 6 jaunes d'œufs et 3 blancs bien battus et délayés avec une cuillerée de crème ; dressez dans le plat que vous devez servir, et mettez-le sur une casserole remplie d'eau bouillante, jusqu'à ce que votre crème soit prise ; glacez avec du sucre et une pelle rouge ; laissez refroidir et servez.

Crème au thé.

Faites bouillir et réduire un peu une chopine de crème et versez-la sur une demi-once de thé et un quarteron de sucre dans une terrine que vous couvrez ; laissez refroidir : mêlez avec 6 jaunes et 3 blancs d'œufs et passez au tamis ; faites prendre au bain-marie.

Crème à la fleur d'orange.

Faites bouillir une pinte de lait avec un quarteron et demi de sucre ; délayez ensemble 8 jaunes d'œufs et 4 blancs, avec 3 cuillerées d'eau de fleurs d'oranger ; retirez votre lait du feu et passez au tamis; mettez dedans vos œufs, et finissez comme les précédentes.

Blanc-manger.

Enlevez la peau d'une demi-livre d'amandes, dont quelques-unes amères, en les faisant attendrir dans l'eau bouillante; mettez-les à l'eau fraîche et les essuyez; faites-en une pâte en les pilant dans un mortier, et en y mêlant peu à peu une cuillerée d'eau froide. Mêlez-les ensuite avec 2 verres d'eau; passez fortement à travers un linge, et ajoutez à ce lait un quarteron et demi de sucre en poudre. Battez un peu dans une casserole 5 ou 6 blancs d'œufs, et y versez le lait d'amandes; mettez la casserole sur de la cendre chaude, et fouettez de manière à en faire une crème. Servez chaud ou froid comme une crème.

GELÉES D'ENTREMETS.

Gelée de groseilles framboisée.

Prenez 3 livres de groseilles bien mûres dont un tiers de blanches et un peu de framboises; égrainez les groseilles avec une fourchette d'argent et les mettez sur le feu dans une bassine; quand elles auront rendu leur jus, passez-les en les laissant égoutter sur un tamis. Ayez une once et demie de colle de poisson que vous coupez par petits morceaux et faites fondre au bain-marie dans un demi-verre d'eau. Faites clarifier une livre de sucre en la faisant fondre à feu doux dans un demi-verre d'eau; quand il est fondu et commence à bouillir vous y mêlez votre colle et un blanc d'œuf; retirez un moment sur le bord d'un fourneau et passez dans la serviette ou à la chausse. Le tout étant bien clair, vous le mêlez au jus de groseilles, et versez le tout dans un moule façonné; faites prendre pendant 2 ou 3 heures, selon la température, dans trois livres de glace. Au moment de servir, trempez votre moule dans l'eau tiède pour détacher la gelée, essuyez-le, et la renversez sur le plat.

Gelée d'orange.

Prenez le jus de douze oranges; passez-le, et ensuite le mêlez à la colle comme pour les groseilles ; il faut deux onces de colle et trois quarterons de sucre.

Gelée de pommes.

Coupez, pelez et ôtez les cœurs de douze pommes de reinettes et les faites cuire doucement dans une pinte d'eau ; quand elles seront cuites, mettez-y infuser les tranches d'un citron dont vous avez ôté les pepins, et employez ce jus comme il est dit ci-dessus. Il faut deux onces de colle et trois quarterons de sucre.

Gelée au vin de Madère, au rum, au kirschwaser ou à différentes liqueurs.

On peut faire de ces gelées en employant telles liqueurs que l'on désire et en y ajoutant le sucre et la colle de poisson en proportion convenable. Il faut à peu près moitié de liqueur et moitié de sucre et colle clarifiés

On peut aussi employer toutes ces gelées dans des petits pots au lieu de moule. Il faut moins de colle dans les pots.

Bavaroise en gelée à la vanille.

Faites bouillir dans un poêlon de terre un quart de pinte de crème, et ajoutez, quand elle commence à bouillir, un morceau de vanille long comme le doigt et du sucre : retirez du feu, couvrez le poêlon et laissez refroidir. Délayez dans la crème six jaunes d'œufs et faites prendre sur le feu en tournant avec une cuillère de bois ; quand la crème épaissit, passez à l'étamine, laissez refroidir, et ajoutez près d'une once de colle de poisson, dissoute comme pour les gelées, et un fromage fouetté. Versez le tout dans un moule et faites prendre pendant deux heures à la glace comme une gelée.

FROMAGES SUCRÉS.

Crème fouettée.

Mettez dans une terrine une pinte de crème très-épaisse, ou crème double, une demi-livre de sucre râpé, et une cuillerée d'eau de fleur d'oranger ; fouettez avec une verge d'osier pour la faire mousser. Elle moussera bien si le temps est frais ou si vous placez de la glace pilée et une poignée de sel dans une autre terrine, sur laquelle vous placez cel 'e où est la crème. Elle formera une mousse plus consistante si vous y mêlez gros comme un pois de gomme adragant en poudre, ou un blanc d'œuf battu, mais la gomme est bien préférable. Si la mousse se forme difficilement, enlevez-la à mesure, et la placez dans un petit panier à fromage garni d'une toile claire , sur laquelle vous la laissez égoutter au frais jusqu'au moment de servir, ce qui ne doit pas être long, autrement elle fondrait. Ce qui a passé peut se remettre dans ce qui reste à fouetter.

Si vous voulez la faire *à la rose* ou *à la vanille*, vous faites bouillir une poignée de roses épluchées ou de la vanille dans un demi-setier de crème bouillante, comme pour faire du thé; vous la laissez refroidir et la fouettez avec votre crème. On peut aussi la faire à la rose en la fouettant avec une cuillerée d'eau de rose; on y mêle un peu

6*

de carmin ou de laque en poudre **pour** la colorer. On en fait aussi *au café* de la même manière. Pour la faire *au chocolat*, vous en râpez fin un quarteron que vous fouettez avec la crème. On fait cette crème *à la fraise* ou *à la framboise*, en la fouettant avec le jus bien passé de ces fruits.

Fromage fouetté à la crème.

Vous mêlez moitié fromage à la crème ci-dessus, et faites de la même manière. Celui-ci est plus facile à faire, et il a beaucoup plus de consistance. On y mélange de même telle chose que l'on veut pour parfumer la crème ou la colorer, comme celle ci-dessus, c'est-à-dire, *rose, vanille, café, chocolat*, etc.

Charlote russe.

Vous placez au fond d'un moule, en les disposant en rond, des biscuits à la cuillère bien serrés les uns contre les autres ; vous en garnissez aussi les côtés du moule en les plaçant debout. Versez dans le milieu

une crème fouettée ou un fromage fouetté.
Renversez sur le plat et servez.

Fromage à la crème.

Prenez une pinte de bon lait que vous
faites tiédir sur le feu ; mettez-y, en le
remuant, gros comme un pois de bonne
présure délayée avec le même lait ; faites
prendre votre caillé sur un peu de cendre
chaude , en le couvrant ; quand il est pris,
vous mettez votre caillé dans un petit panier d'osier ou de jonc ; quand il est bien
égoutté, vous le dressez dans un compotier,
et vous le servez avec de bonne crème et
saupoudré de sucre fin.

Fromage surfin à la crème.

Prenez six cuillerées combles de fromage blanc égoutté de la veille ; ayez une
passoire de fer-blanc, faite exprès pour cet
usage, qui soit profonde et percée de petits trous très-près les uns des autres ; mettez votre fromage blanc dedans , écrasez-
le, et tournez avec un pilon de bois jusqu'à ce qu'il soit presque tout passé. Prenez une assiettée de crème très-fraîche et

très-épaisse ; mêlez-la avec le fromage passé et tournez avec le pilon pendant dix minutes. Battez trois blancs d'œufs frais en neige ferme ; ensuite fouettez-les légèrement dans votre fromage avec une fourchette d'argent ; mettez dans une éclisse d'osier, en forme de cœur ou autre, un morceau de mousseline claire ; versez le fromage dedans, faites-le égoutter huit heures, pas davantage. Renversez-le sur une assiette ; servez-le sec ou recouvert de quelques cuillerées de crème claire. Ce fromage est des plus délicats.

BISCUITS.

Biscuit de Savoie.

Séparez avec beaucoup de soin les jaunes de dix œufs ; mettez-les dans une terrine avec une livre de sucre et le zeste d'un citron que vous avez râpé sur le sucre avant de le mettre en poudre ; battez le tout et y ajoutez une demi-livre de farine de pommes-de-terre, et fleur d'oranger pralinée hachée fin, en battant encore le tout. Fouettez dans une autre terrine les blancs de telle manière qu'ils soient durs au point de soutenir une pièce de deux francs ; mêlez ces blancs avec les jaunes en continuant de fouetter avec une fourchette. Vous avez à l'avance beurré un moule ou une casserole et saupoudré ce beurre de sucre ; mettez-y votre pâte, et ayez l'attention qu'elle n'emplisse que la moitié du moule. Placez-le sur un feu très-doux, et faites un feu vif sur le couvercle, ou sur le four de campagne. Un four est préférable. Quand le biscuit jaunit et que vous sentez qu'il a acquis la fermeté convenable, vous le retirez et le faites sortir doucement du moule. Si vous voulez plus sucré, vous mettez un quarteron de sucre de plus. Si on employait de l'eau de fleurs d'oranger on empêcherait le biscuit de monter.

Biscuit en caisse et à la cuillère.

Dix œufs, une livre un quart de sucre, six onces de farine et de fleurs d'oranger pralinée hachée et du zeste de citron ; fouettez et mêlez le tout comme ci-dessus, et remplissez-en des caisses de papier pour les biscuits en caisse, ou répandez de cette pâte en long sur du papier avec la cuillère, pour des biscuits à la cuillère ; glacez le dessus avec du sucre que vous saupoudrez au moyen d'un tamis. Faites cuire au four à une chaleur très-douce.

Il faut de la promptitude dans toutes ces opérations, afin de ne pas laisser tomber la mousse des œufs.

COMPOTES.

Compote de pommes.

Prenez des belles pommes de reinette que vous coupez par la moitié après les avoir pelées et en avoir ôté les pepins ; mettez-les à mesure dans de l'eau fraîche pour leur conserver leur fraîcheur ; faites-les cuire avec un grand verre d'eau, un jus de citron, et un peu du zeste, un morceau de sucre ; quand vos pommes sont cuites, arrangez-les dans un compotier et versez dessus le sirop qui s'est formé.

Pour faire des compotes avec des pommes autres que les reinettes, vous n'en ôtez point la pelure ; coupez-les en deux, ôtez-en les pepins, et piquez le dessus de la peau en différens endroits ; faites-les cuire avec un verre d'eau et un morceau de sucre ; quand elles sont cuites, vous les arrangez dans le compotier et versez dessus le sirop qui s'est formé.

Compote de pommes farcies.

Prenez des pommes de reinette que vous pelez dans leur entier ; videz-en le cœur sans les rompre ; faites-les cuire dans de fort sirop ; quand elles le sont suffisamment, vous les dressez dans un compotier et vous en remplissez les vides avec des confitures ; vous faites cuire de nouveau le sirop, jusqu'à ce qu'il soit en gelée ; faites-le refroidir dans une assiette, et l'en détachez en trempant le dessous de l'assiette dans de l'eau bouillante ; vous dressez après votre gelée sur les pommes, et vous les servez froides.

Sirop pour les compotes.

Mettez dans une casserole un quarteron

de sucre et un demi-verre d'eau (cette proportion est pour une douzaine de pommes);
faites bouillir et écumez.

Compote de poires.

Vous les pelez et les laissez entières si
elles sont petites ; coupez-les par quartiers
si elles sont grosses. Mettez-les dans la casserole avec de l'eau, du sucre et une tranche de citron pour les conserver blanches ;
quand elles sont cuites , vous les mettez
dans le compotier et faites réduire le sirop
qui s'est formé et que vous versez sur vos
poires. Si les poires ne sont pas grosses, vous
les dressez debout dans le compotier , en
coupant le gros bout.

Ceci vous fait une compote blanche; celle
qui suit est d'un beau rouge et peut faire
opposition de couleur dans un dessert.

Compote de poires au vin.

Prenez des poires à cuire et mettez-les
entières dans une casserole avec un verre
d'eau , un petit morceau de cannelle, un
morceau de sucre ; faites cuire à petit feu ;

à moitié de la cuisson, mouillez-les d'un verre de vin rouge ; quand elles sont tout-à-fait cuites, faites réduire le sirop qui s'est formé, et servez sur les poires. Les poires de martin-sec forment un sirop en gelée.

Compote de coings.

Faites-les cuire à moitié dans l'eau bouillante ; retirez-les à l'eau fraîche et coupez-les par quartiers ; pelez-les proprement et ôtez-en les cœurs ; mettez ensuite dans une casserole un quarteron de sucre et un demi-verre d'eau ; faites bouillir et écumez ; mettez dedans vos coings pour achever de les faire cuire ; servez froid à court sirop.

Compote de prunes.

Prenez une livre de prunes et faites-les cuire avec un peu d'eau et environ un quarteron de sucre jusqu'à ce qu'elles fléchissent sous les doigts ; écumez-les et dressez-les dans le compotier. Si votre sirop n'a pas assez de consistance, faites-le réduire et servez sur les prunes.

Compote d'abricots.

Faites bouillir un quarteron de sucre avec un verre d'eau dans une casserole ; mettez-y vos abricots entiers en ôtant les noyaux, ou par moitié ; faites-les bouillir, écumez-les et les retirez pour les arranger dans un compotier ; mettez votre sirop par-dessus après l'avoir fait réduire.

Compote de pêches.

La compote de pêches entières ou par moitiés se fait de la même façon que celle d'abricots.

Tranches de pêches au sucre.

Prenez de belles pêches qui soient à leur vrai point de maturité ; pelez-les et retirez-en les noyaux ; coupez-les par tranches et les arrangez dans un compotier ; mettez du sucre fin dessus et dessous les pêches , et servez.

Compote de cerises.

Prenez des cerises , coupez le bout des queues, et mettez-les dans une poéle avec de l'eau et du sucre , suivant la quantité de cerises ; faites-les cuire ; dressez-les dans un compotier , versez dessus votre sirop réduit , et servez-les froides. Si vous voulez leur donner un parfum agréable , ajoutez du jus de framboise , ou du zeste de citron.

Compote de raisins ou de verjus.

Mettez dans une poêle un quarteron de sucre avec un demi-verre d'eau; faites bouillir, écumer et réduire en sirop fort ; mettez dans ce sirop une livre de raisin muscat égrené, après en avoir ôté les pepins; faites-lui faire 2 ou 3 bouillons, et dressez dans le compotier; s'il y a de l'écume, enlevez-la avec du papier blanc.

Compote de groseilles mûres ou vertes.

Faites cuire un quarteron de sucre avec un demi-verre d'eau, jusqu'à ce que le sirop soit bien fort; ayez une livre de groseilles que vous avez soin de bien laver et égouttez; laissez-y la grappe si vous voulez; faites-les bouillir quelque temps dans le sirop; ôtez-les du feu et faites épaissir votre sirop; dressez vos groseilles dans le compotier, et versez dessus votre sirop que vous avez fait réduire.

Quant aux groseilles vertes, il faut les mettre dans l'eau chaude jusqu'à ce qu'elles montent au-dessus, les plonger ensuite dans de l'eau froide acidulée de vinaigre, pour qu'elles reverdissent: alors on les met dans le sirop comme les groseilles mûres, et l'on suit les autres procédés indiqués.

Groseilles perlées.

Prenez de très-belles grappes de groseilles mûres, trempez-les l'une après l'autre, pour les humecter, dans un demi-verre d'eau auquel vous avez ajouté 2 blancs d'œuf battus; faites-les égoutter quelques minutes, et roulez-les dans du sucre en poudre; mettez-les sécher sur du papier : le sucre se cristallisera autour de chaque grain, ce qui fera un fort joli effet.

Compote de fraises et de framboises.

Faites cuire un quarteron de sucre avec

un demi-verre d'eau : jusqu'à ce que le sirop soit bien fort, ayez soin de bien l'écumer; prenez ensuite de belles fraises qui soient à leur vrai point de maturité; épluchez-les proprement sans les laver; mettez-les dans votre sirop; retirez-les un moment du feu, et laissez-les reposer pendant quelques instans dans le sirop; remettez ensuite le sirop et les fraises sur le feu, en ayant l'attention de les retirer dès qu'elles menacent de se rompre.

La compote de frambroises se fait de la même manière.

FRUITS CONFITS.

Règles à observer pour la cuisson des confitures.

Il est indispensable d'employer un vase de cuivre (ceux de faïence ou de terre étant sujets à faire brûler ou donner mauvais goût); on doit préférer ceux qui ne sont pas étamés. Les personnes qui n'ont pas une bassine faite pour cet usage peuvent employer un chaudron, qu'il faut avoir soin de récurer parfaitement. On doit se servir d'un grand feu de bois ou de charbon, mais bien soutenu.

Il ne faut rien laisser reposer dans la bassine, à cause du vert-de-gris qui se formerait; c'est pour cela qu'il est important de verser les confitures dans les pots, aussitôt qu'elles sont cuites.

On ne quitte pas ses confitures lorsqu'elles sont sur le feu; à mesure que l'écume monte on l'enlève avec une écumoire. Il est essentiel de prendre soin qu'elles ne s'attachent et ne brûlent; on les remue à cet effet, de temps en temps, avec l'écumoire.

Gelée de groseilles.

Prenez des groseilles, un tiers de blanches et 2 tiers de rouges; écrasez-les et en retirez en même temps le plus de rafles que vous pourrez; pressez-les dans un torchon à force de bras pour en tirer tout le jus. Mettez-le sur le feu dans la bassine avec demi-livre de sucre par livre de jus; écumez et laissez bouillir à grand feu dix mi nutes; à ce moment ajoutez-y des framboises entières, une livre pour 4 livres de groseilles; faites bouillir encore 10 minutes et retirez la bassine du feu. Passez cette gelée à la chausse et ensuite mettez-la en pots. Il faut laisser passer le jus à la chausse sans y toucher.

Gelée d'épine-vinette.

Vers le 15 octobre, vous cueillez l'épine-vinette (celle de la Chine est aussi bonne que la nôtre), vous l'égrenez et la mettez dans une bassine avec assez d'eau pour qu'elle y baigne presque; au bout d'un bon quart d'heure d'ébullition, vous la retirez et la pressez avec la cuillère de bois pour l'écraser, puis vous la versez sur un tamis de crin où vous la faites passer. Alors vous pesez ce jus et vous y ajoutez un peu plus de son poids de beau sucre concassé; vous la remettez sur le feu; lorsque la confiture s'élève en mousse en bouillant, elle est à son point de cuisson. Vous la retirez, l'écumez légèrement, et la versez dans vos pots. Cette gelée est plus agréable, plus rafraîchissante et plus distinguée que celle de groseilles. L'épine-vinette donne beaucoup de jus; deux buissons bien garnis fournissent jusqu'à 8 livres de confitures.

Confitures de cerises.

Prenez 12 livres de cerises suffisamment mûres; ôtez-en les queues et les noyaux; ayez 2 livres de groseille, préparées comme nous avons dit pour les confitures de groseilles ci-dessus, une livre de jus de framboises; mettez le tout dans la bassine, sur un grand feu, faites bouillir et écumer; après une demi-heure d'ébullition, ajoutez 3 quarterons de sucre par livre de jus, laissez bouillir encore une demi-heure, retirez du feu, et versez à l'instant vos confitures dans les pots que vous aurez préparés.

Confitures de fraises.

Faites cuire une livre de sucre : il est suffisamment cuit quand, en trempant les doigts dans l'eau fraîche, puis dans le sucre, et refroidi dans la même eau on en forme une boulette qui se casse sous la dent et s'y attache. Jetez-y une livre de fraises épluchées. Faites-leur faire 3 bouillons couverts, écumez et mettez-les dans les pots.

Confitures de framboises.

Prenez 4 livres de framboises ; en les épluchant, mettez à part les plus belles dont il faut au moins moitié ; écrasez les autres avec une livre de groseilles blanches ; pressez le tout dans un linge ; mettez cuire ce jus dans la bassine avec le sucre. (Il en faut une demi-livre par livre de jus, en comprenant dans le poids celui des framboises entières.) Écumez ; au bout de 20 minutes, ajoutez les framboises entières ; faites bouillir environ 10 minutes ; versez-en une cuillerée dans une assiette : si elle fige, la cuisson est faite.

Gelée de framboises.

C'est la plus agréable de toutes les gelées. Écrasez-les et les passez à travers un torchon humide et en pressant fortement pour en exprimer tout le jus. Mettez ce jus dans la bassine avec 3 quarterons de sucre par livre de jus; faites cuire 10 minutes, et prenez garde qu'il ne noircisse; retirez la bassine et passez le jus à la chausse, après quoi vous mettez dans les pots. Ne touchez pas à la chausse que toute la gelée ne soit passée, autrement vous la troubleriez.

Pêches glacées.

Prenez des pêches peu mûres que vous mettez dans une terrine, et versez dessus de l'eau bouillante : laissez-les 4 heures. Faites clarifier du sucre, une livre par livre de fruit, et y faites cuire vos pêches. Retirez-les, et les placez une à une dans un pot de faïence ou un bocal; faites réduire le sirop, et le versez sur les pêches; ajoutez un demi-verre de rhum, de kirchwaser ou d'eau-de-vie. Couvrez comme un pot de confiture, avec un papier imbibé d'eau de-vie.

Marmelade d'abricots.

Prenez des abricots bien mûrs, ôtez-en les noyaux et les taches dures de la peau;

coupez-les en deux, et mettez-les sur le feu, dans la bassine, avec demi-livre de sucre par livre de fruits ; 3 quarts d'heure doivent suffire pour la cuisson. Pour vous assurer qu'elle est à son point, vous mettez un peu de marmelade sur le bout de votre doigt ; si en appuyant le pouce dessus, et le relevant, elle forme un petit filet, la cuisson est faite : retirez-la, et mettez-la de suite dans les pots. Remuez sans cesse votre marmelade dans le temps qu'elle cuit, et ne la quittez pas, crainte qu'elle ne brûle. Cassez la moitié des noyaux, jetez-en les amandes dans l'eau bouillante afin d'en retirer la peau ; mettez ces amandes dans la confiture un peu avant de la retirer du feu ; mêlez bien le tout, pour que chaque pot puisse en avoir également.

Quelques personnes coupent les amandes par petits filets, afin qu'elles se répandent par toute la marmelade, ce qui fait un bon effet.

Marmelade de prunes de reine-claude ou de mirabelle.

On les sépare en deux pour en ôter les

noyaux; et on les fait cuire avec les précautions recommandées pour les abricots
ci-dessus. La proportion du sucre est de
demi-livre par livre de fruits.

Confitures de raisin.

Vous en ôtez les grappes ou rafles, et
écrasez les grains avec les mains, dans une
terrine; après quoi vous les pressez dans un
torchon, pour exprimer tout le jus, et
le faire cuire, comme il est dit pour les
groseilles. On met une demi-livre de sucre
pour une livre de jus.

Gelée de pommes surfine.

Prenez 5o belles pommes de reinette
mûres. Pelez-les, coupez-les en 4, ôtez les
pepins, jetez-les à mesure dans l'eau fraîche
pour qu'elles ne noircissent pas, retirez-les
pour les mettre dans un chaudron avec de
nouvelle eau qui les recouvre; ajoutez le jus
de 3 citrons, n'y laissez pas tomber de pepins. Faites bouillir, et quand les pommes
s'écrasent, ôtez-les. Posez un grand tamis
sur une terrine, versez les pommes dedans, laissez sortir tout le jus sans le presser;

pesez-le, mettez dans une bassine autant de très-beau sucre concassé que vous avez de livres de jus, avec une chopine d'eau ; posez-la sur un grand feu, faites cuire ce sucre au petit cassé. (Pour connaître le degré de cette cuisson, trempez la queue d'une cuillère de bois dans le sucre, retirez-la promptement et la plongez dans de l'eau fraîche ; prenez le sucre qui est au bout, roulez-le avec les doigts, essayez-le sous la dent ; s'il casse et s'y attache, il est au petit cassé.) Le sucre étant à point, retirez-le du feu, versez de suite le jus de pommes dedans, remuez et remettez sur le feu ; faites faire 5 à 6 bouillons, enlevez soigneusement l'écume qui surnage ; coupez une écorce de citron vert confit en petits filets, mettez-les dans la gelée ; lorsqu'elle est à la nappe, c'est-à-dire lorsqu'elle s'étend autour de l'écumoire et retombe en nappe, elle est faite.

Gelée de coings.

Prenez des coings bien mûrs ; pelez-les, coupez-les en 4, ôtez les pepins ; faites-les cuire dans une grande eau bouillante.

Lorsque vous pouvez les traverser aisément avec une fourchette, retirez-les. Posez sur une terrine un tamis large et clair, mettez vos coings dedans sans les écraser; laissez écouler tout le jus; pesez-le, et mettez dedans autant de beau sucre concassé qu'il y a de livres de jus. Faites cuire jusqu'à ce que la gelée se prenne sur une assiette, et forme la nappe en coulant.

Raisiné de Bourgogne.

Égrenez des raisins bien sains, dont vous tirez le jus; mettez-le dans une chaudière, et faites bouillir jusqu'à réduction de moitié; écumez et remuez pour qu'il ne s'attache pas; mettez-y des poires des espèces que vous aurez (le messire-Jean est préférable), coupées en quartiers et bien épluchées; faites réduire encore d'un tiers en remuant toujours; alors les fruits seront cuits. Mettez dans des pots que vous faites passer une nuit au four.

Raisiné de raisin.

Égrenez des raisins très-sains, et tirez-en le jus que vous faites bouillir dans une chaudière jusqu'à ce qu'il soit réduit au quart, et en remuant continuellement ; passez au tamis, remettez au feu ; achevez de cuire, et versez dans des pots comme le précédent.

RATAFIAS.

Cassis.

Ayez 3 livres de cassis très-mûr, égrenez le et l'écrasez ; mettez-le dans une cruche ou un bocal, avec 4 pintes et demie d'eau-de-vie ; ajoutez, si vous voulez, quelques clous de girofle et un peu de cannelle concassée. Au bout de 2 mois tirez-en la liqueur, et pressez les grains pour n'y rien laisser, remettez le jus dans le vase avec une livre 3 quarts de sucre ; laissez reposer tout le temps nécessaire pour bien fondre le sucre, après quoi vous le filtrez à travers du papier et le mettez en bouteille ; cette liqueur, après 3 ou 4 ans, acquiert une qualité excellente, et le goût du vin de Rota.

Ratafia de fleurs d'oranger.

Par pinte d'eau-de-vie, on emploie une demi-livre de fleurs d'oranger épluchées et une livre de sucre râpé fin. Mettez dans le bocal alternativement un lit de sucre et un lit de fleurs d'oranger ; que le dernier lit de sucre en dessus couvre bien et soit plus épais que les autres, fermez soigneusement le bocal et mettez macérer à la cave pendant 24 heures et pas plus. Au bout de ce temps, lavez le mélange avec votre eau-de-vie, et filtrez.

Crème d'angélique.

Prenez une livre de *tiges d'angélique* au moment où elle va fleurir, épluchez et coupez par petits morceaux. Faites fondre 4 livres de sucre dans deux pintes d'eau et mettez-la dans une cruche avec 6 pintes d'eau-de-vie, 2 gros de cannelle, un gros de macis et 12 clous de girofle ; bouchez bien la cruche et laissez infuser 6 semaines. Filtrez dans du papier et mettez en bouteilles.

On en fait aussi de *racines d'angélique.* Au lieu de tiges, vous employez 2 onces de racine fraîche et bien nourrie, que vous épluchez lavez et coupez par tranches.

FIN.

TABLE

DES MATIÈRES.

FIN DE LA TABLE DES MATIÈRES.

9 782329 592299